3) 挿管中に急変するリスクが高くないか(HOP, ☞ p43)[1]

H	Hypotension	低血圧
O	Oxygenation	
p	pH	

挿管する術者の決定, 使用する薬

③ 実際の挿管 (SOAPMD, ☞ p45)

S	Suction	吸引
O	Oxygenation	酸素化
A	Airway equipment	挿管チューブ, 喉頭鏡
P	Pharmacy/ Position	薬剤と体位 (sniffing position)
M	Monitor device	モニター器具〔パルスオキシメーター, 心電図モニター, 血圧計, カプノメーター (もしくは $EtCO_2$ チェッカー)〕
D	Denture	義歯や動揺歯がないか確認し, 外せる義歯は挿管前に外す

④「人工呼吸器から患者の肺に十分な空気が届いていない状態」を疑ったときの検討方法 (DOPE, ☞ p167)[2]

D	Displacement 気管チューブの位置異常	固定位置・長さの確認, X線, 喉頭鏡や気管支鏡を用いて確認
O	Obstruction 閉塞	吸引チューブが抵抗なく通過するか確認, 気道内圧上昇や用手換気で抵抗がないか確認
P	Pneumothorax 気胸	呼吸音, 胸郭の運動の左右差, 気管偏位の有無や皮下気腫の確認, X線や肺エコー
E	Equipment failure 機器の異常	気管チューブのカフ漏れ, 人工呼吸器から気管チューブまでの接続の確認, 酸素の配管から人工呼吸器までの接続の確認

B. 酸素化に関連する設定 (F_IO_2 と PEEP)[3]

① F_IO_2 に対して PEEP が低めに設定されている対応表

Lower PEEP/higher F_IO_2

F_IO_2	0.3	0.4	0.4	0.5	0.5	0.6	0.7	0.7
PEEP	5	5	8	8	10	10	10	12

F_IO_2	0.7	0.8	0.9	0.9	0.9	1.0
PEEP	14	14	14	16	18	18〜24

② F_IO_2 に対して PEEP が高めに設定されている対応表

Higher PEEP/Lower F_IO_2

F_IO_2	0.3	0.3	0.3	0.3	0.3	0.4	0.4	0.5
PEEP	5	8	10	12	14	14	16	16

F_IO_2	0.5	0.5〜0.8	0.8	0.9	1.0	1.0
PEEP	18	20	22	22	22	24

参考文献
1) 志賀隆・林寛之監修, 則末泰博ほか編集:必勝! 気道管理術 ABC ははずさない. 秀潤社, 2015
2) Lavonas EJ, et al : Circulation. 2015 Nov ; 132(18 Suppl 2) : S501-518 (PMID : 26472998)
3) http://www.ardsnet.org/files/ventilator_protocol_2008-07.pdf

人工呼吸管理
レジデントマニュアル

編集

則末泰博 東京ベイ・浦安市川医療センター
救急・集中治療科 集中治療部門 部長／
呼吸器内科 部長

執筆

片岡　惇 東京ベイ・浦安市川医療センター
救急・集中治療科 集中治療部門／
呼吸器内科

鍋島正慶 東京ベイ・浦安市川医療センター
救急・集中治療科 集中治療部門

医学書院

人工呼吸管理レジデントマニュアル

発　行	2019年3月1日　第1版第1刷©
	2021年3月1日　第1版第3刷

編　集　則末泰博
　　　　　のりすえやすひろ

発行者　株式会社　医学書院
　　　　代表取締役　金原　俊
　　　　〒113-8719　東京都文京区本郷 1-28-23
　　　　電話　03-3817-5600(社内案内)

印刷・製本　横山印刷

本書の複製権・翻訳権・上映権・譲渡権・貸与権・公衆送信権(送信可能化権を含む)は株式会社医学書院が保有します．

ISBN978-4-260-03834-8

本書を無断で複製する行為(複写，スキャン，デジタルデータ化など)は，「私的使用のための複製」など著作権法上の限られた例外を除き禁じられています．大学，病院，診療所，企業などにおいて，業務上使用する目的(診療，研究活動を含む)で上記の行為を行うことは，その使用範囲が内部的であっても，私的使用には該当せず，違法です．また私的使用に該当する場合であっても，代行業者等の第三者に依頼して上記の行為を行うことは違法となります．

JCOPY〈出版者著作権管理機構　委託出版物〉
本書の無断複製は著作権法上での例外を除き禁じられています．複製される場合は，そのつど事前に，出版者著作権管理機構(電話 03-5244-5088，FAX 03-5244-5089，info@jcopy.or.jp)の許諾を得てください．

＊「レジデントマニュアル」は株式会社医学書院の登録商標です．

序

　人工呼吸管理に必要な知識とは何でしょうか？　人工呼吸器の設定方法，モニター上のさまざまな数字やグラフィックの解釈などがすぐに思い浮かぶと思います．しかし，呼吸不全の患者に対して実際に人工呼吸管理を行うには，少なくとも以下の判断や知識が必要になります．

- 目の前の患者に気管挿管と人工呼吸が必要か？
- 非侵襲的な酸素療法や陽圧換気で気管挿管を回避することはできないか？
- 安全で確実な気管挿管の方法
- さまざまな種類の人工呼吸器の始動と操作の方法
- 病態に合わせた人工呼吸器の設定
- アラームとトラブルへの対処
- 呼吸器グラフィックの読み方
- 鎮痛や鎮静が適切か？
- 患者の呼吸と人工呼吸器の動作が同調しているか？
- 現在の人工呼吸器設定や患者の呼吸努力がさらなる肺傷害を起こしていないか？
- 人工呼吸器からの離脱と抜管は可能か？
- 安全な抜管の手順
- 人工呼吸器の電源の落とし方

　本書では，これらの知識を簡潔にわかりやすく説明しています．図や写真が多いことも本書の特徴です．長い文章は避け，1つの文章に1つのメッセージが含まれるように，箇条書き方式にしました．また本書の知識が即戦力となるように，具体的な症例や人工呼

吸器の設定例を多く載せました．完全な初心者はもちろんのこと，すでにある程度の知識と経験がある中級者でも，新たな発見を得られるような考え方，知識そしてコツが随所にちりばめられています．ぜひとも本書をベッドサイドでお役立て下さい．

2019 年 2 月

東京ベイ・浦安市川医療センター
救急・集中治療科 集中治療部門 部長／
呼吸器内科 部長

則末泰博

目次

1章 人工呼吸器の操作方法 … 2
1. Puritan Bennett™ 840 … 2
2. Puritan Bennett™ 980 … 4
3. EVITA® Infinity® V500 … 6
4. Hamilton G5 … 8
5. AVEA® … 10
6. Servo i … 12
7. Oxylog® 3000 Plus … 14
8. パラパック … 16

2章 人工呼吸/挿管の適応 … 18
1. 人工呼吸・気管挿管の適応 … 18
2. NIV または気管挿管による人工呼吸の適応例 … 19

3章 酸素療法 … 21
1. 酸素投与法の分類と特性 … 21
2. 低流量システム … 22
3. リザーバーシステム … 23
4. 高流量システム … 24
5. モニタリング … 27

4章 NIV … 29
1. NIV の適応 … 29
2. NIV の禁忌 … 30
3. モード … 32
4. COPD 急性増悪のときの初期設定例 … 33

- **5** 心原性肺水腫のときの初期設定例 …………………………… 34
- **6** 一般的な導入の流れ …………………………………………… 34

5章 ハイフローネーザルカニュラ　38

- **1** ハイフローネーザルカニュラの効果 …………………………… 38
- **2** 実際の使用方法 ………………………………………………… 40
- **3** その他 …………………………………………………………… 40

6章 挿管の方法　42

- **1** 評価・準備 ……………………………………………………… 42
- **2** ABC プランニング ……………………………………………… 42
- **3** SOAPMD ……………………………………………………… 45
- **4** 挿管に必要な器具 ……………………………………………… 45
- **5** 前酸素化 ………………………………………………………… 46
- **6** 前投薬と薬剤 …………………………………………………… 46
- **7** 体位 ……………………………………………………………… 49
- **8** 換気 ……………………………………………………………… 50
- **9** 挿管 ……………………………………………………………… 51
- **10** 確認 ……………………………………………………………… 55

7章 設定の基本知識　58

- **1** 酸素化に関連する設定（F_IO_2 と PEEP） ……………………… 58
- **2** 換気に関連する設定（1 回換気量と呼吸回数） ………………… 60
- **3** 初期設定の際の注意点（プラトー圧と Auto PEEP） ………… 61
- **4** トリガーの設定 ………………………………………………… 62

8章 基本モード　64

- **1** 送気方法 ………………………………………………………… 64
  - **1)** 従量式（VCV）　64
  - **2)** 従圧式（PCV）　66
  - **3)** 圧補助（PSV）　68

- **2** モード 69
  - **1)** A/C（アシストコントロール） 69
  - **2)** SIMV 71
  - **3)** 自発呼吸モード（CPAP±PS） 72

9章 その他のモード　　75

- **1** PRVC 75
- **2** PSV 以外の自発呼吸モード 78
  - **1)**（A）TC 78
  - **2)** VS 79
- **3** APRV 79
- **4** Closed loop system 81
  - **1)** PAV 83
  - **2)** NAVA 86
  - **3)** SmartCare/PS 87
  - **4)** ASV 89

10章 酸素化の評価と設定　　94

- **1** 低酸素血症のメカニズム 94
- **2** 低酸素血症の鑑別表 97
- **3** 酸素化の目標と指標 101
- **4** PEEP の生理学的作用 101
- **5** F_IO_2 と PEEP の決め方 102
- **6** その他の PEEP の決め方 104
- **7** リクルートメントマニューバー 106

11章 換気の評価と設定　　110

- **1** 換気のメカニズム 110
- **2** 高 CO_2 血症のメカニズム 112
- **3** EtCO₂ モニター 113
- **4** 換気に関連する設定と permissive hypercapnia 115

12章 気道抵抗とコンプライアンス　　116

1 VCVの圧波形から肺メカニクスを知る……116
2 PCVのフロー波形から肺メカニクスを知る……121
3 Auto PEEP……123

13章 人工呼吸管理中の鎮痛・鎮静　　128

1 疼痛の評価方法……128
2 痛みの管理……129
3 鎮静深度の評価と鎮静薬の使用方法……132
4 ICUにおけるせん妄……137
5 ABCDEバンドル……137

14章 呼吸器離脱　　139

1 ウィーニングとDaily SBT……139
2 「離脱のプロセスに進めるか」の判断……140
3 自発呼吸トライアル(SBT)……141
4 抜管の手順……143
5 抜管後の管理，再挿管の予防……144
6 上気道の問題……144
7 カフリークテストの実施方法……145
8 気管切開の利点・欠点・時期……146

15章 疾患別の呼吸器設定例　　149

1 ARDS……149
2 心不全……155
3 COPD急性増悪……156
4 気管支喘息重責発作……159
5 頭蓋内圧上昇……160
6 神経筋疾患……161

16章 アラームとトラブルシューティング　163

1. アラームの設定方法……163
2. アラームとバックアップ換気の初期設定（成人）の目安……164
3. アラーム対応の原則……164
4. 低酸素アラームおよび急性に発症した著しい低酸素血症への緊急対応……165

17章 人工呼吸管理の合併症　172

1. 人工呼吸器関連肺傷害（VALI）……172
2. 人工呼吸器関連肺炎（VAP）……173
3. 人工呼吸器誘発性横隔膜機能不全（VIDD）……174
4. ICU関連筋力低下（ICU-AW）……175

18章 患者-人工呼吸器間の非同調　177

1. 非同調（asynchrony）とは？……177
2. 非同調を見つける方法……177
3. 非同調の分類……178
   1) トリガーによる非同調　178
   2) 送気速度による非同調　184
   3) 送気終了のタイミングによる非同調　184

19章 食道内圧モニタリング　187

1. 経肺圧と生理学的背景……187
2. 実際の測定方法……188
3. 経肺圧測定の意義……191
4. 食道内圧モニタリングが有用になりうる場面……192

■ 索引……200

Column

OとVの裏に隠されたもう1つの適応	20
臨床上大切なのは PaO_2 ではなく SaO_2	28
NIVが心原性肺水腫とCOPDに効果がある生理学的な理由	35
ヘルメット型マスク	36
RSI (rapid sequence intubation)	57
立ち上がり時間	74
EvitaシリーズにおけるAutoFlow	78
EvitaシリーズにおけるATC	78
BiLevel/Bi-VentとAPRV	81
肺コンプライアンスと胸郭コンプライアンス	118
時定数 (time constant)	124
時定数 (time constant):実例編①	125
時定数 (time constant):実例編②	126

1. 人工呼吸器の操作方法
2. 人工呼吸/挿管の適応
3. 酸素療法
4. NIV
5. ハイフローネーザルカニュラ
6. 挿管の方法
7. 設定の基本知識
8. 基本モード
9. その他のモード
10. 酸素化の評価と設定
11. 換気の評価と設定
12. 気道抵抗とコンプライアンス
13. 人工呼吸管理中の鎮痛・鎮静
14. 呼吸器離脱
15. 疾患別の呼吸器設定例
16. アラームとトラブルシューティング
17. 人工呼吸管理の合併症
18. 患者-人工呼吸器間の非同調
19. 食道内圧モニタリング

1章 人工呼吸器の操作方法

1 Puritan Bennett™ 840

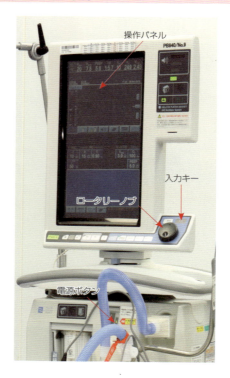

<使用前の準備>
- 電源ケーブルをつなぐ.
- 酸素・圧縮空気エアホースを接続する.
- 吸気フィルター,呼気フィルターを装着する.
- 呼吸回路を接続する.

<操作の方法>
- タッチパネル(操作パネル),ロータリノブ,入力キーを使用する.
- 電源ボタンを上に押し,オンにする.

<換気の終了>
- 回路を患者から外し,電源ボタンを下に押し,電源をオフにする.

①患者の選択

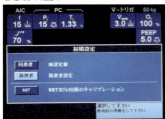

・前回の設定を使用する場合,同患者をタッチした後,入力キーを押す.新しい設定を使用する場合,新患者をタッチし,入力キーを押す.

②患者情報の入力

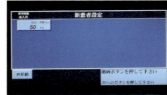

・○○kgに理想体重を設定し,入力キーを押す.

③モードの設定

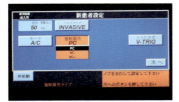

・換気タイプ,モード,強制換気タイプ,自発呼吸タイプ,トリガタイプをそれぞれの項目から設定し,次へをタッチする.

④換気条件の設定

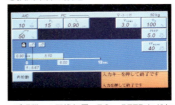

・呼吸数,1回換気量,F_IO_2,PEEPなどを設定し,入力キーを押す.
・患者に回路を接続すると換気が開始される.

⑤アラームの設定

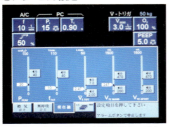

・下のタブからアラーム設定をタッチし,設定したい項目をノブで設定し,決定を押す.

⑥設定の変更

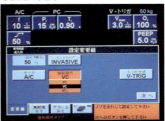

・モードの設定は左下の換気設定のタブをタッチし,設定したいモードを選択する.換気条件は設定値をタッチしノブで設定する.

2 Puritan Bennett™ 980

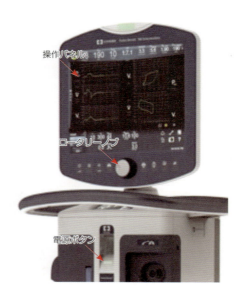

操作パネル
ロータリーノブ
電源ボタン

＜使用前の準備＞
- 電源ケーブルをつなぐ．
- 酸素・圧縮空気エアホースを接続する．
- 吸気フィルター，呼気フィルターを装着する．
- 呼吸回路を接続する．

＜操作の方法＞
- タッチパネル（操作パネル），ロータリノブを使用する．
- 電源ボタンを上に押し，オンにする．

2 Puritan Bennett™ 980

①患者の選択

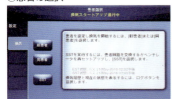

- 前回の設定を使用する場合，同患者をタッチする．
- 次の画面でスタートをタッチし，患者に回路を接続すると換気が開始する．
- 新しい設定を使用する場合，新患者をタッチする．

②患者情報の入力

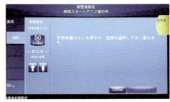

- ○○ kg をタッチしノブで理想体重を設定する．
- または，性別を選択したのち○○○ cm をタッチし，ノブで身長を設定する．

③モード・条件の設定

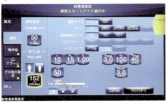

- 換気モードなどをそれぞれの項目の中からタッチし選択する．
- ②で設定した情報でおおよその設定ができるので，問題なければクイックスタートをタッチする．
- 変更する場合は，設定変更したいボタンをタッチし，ノブで数値を変更する．
- 患者に回路を接続すると換気が開始される．

④アラームの設定

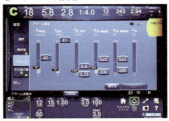

- 画面右下にあるボタンから△をタッチし，それぞれの項目をロータリーノブで設定し，確認をタッチし確定する．画面左端のメニューからも設定できる．

⑤設定の変更

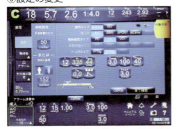

- 画面左下にある現在の換気モードの部分をタッチすると，換気モードの設定画面が立ち上がる．③と同様に設定する．画面左端のメニューからも設定できる．

⑥換気の終了

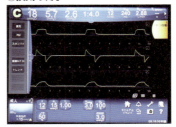

- 画面左端にあるメニューと書いてあるタブからスタンバイをタッチした後，患者から回路を外し，確認をタッチする．スタンバイになったら電源ボタンを下に押し，オフにする．

3 EVITA® Infinity® V500

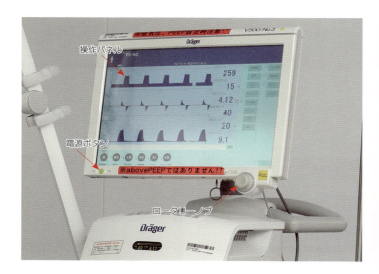

操作パネル
電源ボタン
ロータリーノブ

<使用前の準備>
- 電源ケーブルをつなぐ.
- 酸素・圧縮空気エアホースを接続する.
- 吸気フィルター,呼気フィルターを装着する.
- 呼吸回路を接続する.

<操作の方法>
- タッチパネル(操作パネル),ロータリノブを使用する.
- はじめに電源ボタンを長押し,オンにする.

<注意>
- PCV(AC-PCV)の吸気圧は,他の代表的機種と違い above PEEP の圧ではなく,実際にかかっている圧である.

①患者の選択

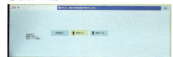

- 前回の設定を使用する場合，同患者をタッチし，ロータリーノブを押し決定する．
- 新しい設定を使用する場合，新規成人または新規小児をタッチしロータリーノブを押し決定する．

②モードの設定

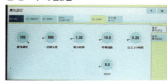

- 上部にあるタブの中から設定したい呼吸モードをタッチし選択する．

③換気条件の設定

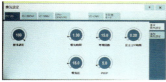

- その下の設定画面に出てくる酸素濃度や呼吸回数，PEEPなどの項目をそれぞれタッチしながらロータリーノブで設定する．
- 次の画面で換気開始を選択しロータリーノブで決定すると換気が開始される．

④アラームの設定

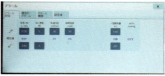

- 画面右上方にあるアラーム設定のボタンをタッチすると，画面左下方にアラームの画面が立ち上がる．それぞれの項目からロータリーノブで設定し，ノブを押すことで確定する．

⑤設定の変更

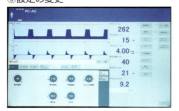

- 画面右上方にある換気設定のボタンをタッチすると，画面左下方に換気設定の画面が立ち上がる．換気モードは上方のタブから選択し，条件はそれぞれの項目からロータリーノブで設定し，ノブを押すことで確定する．

⑥換気の終了

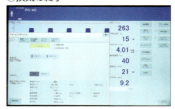

- 患者から回路を外し，画面右下のスタートスタンバイのボタンを押し，立ち上がった画面からスタンバイのボタンを押し，ロータリーノブで確定する．
- 電源ボタンを長押しし，電源をオフにする．

4 Hamilton G5

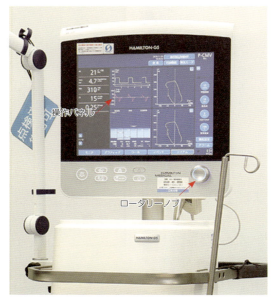

電源ボタンは本体の裏面にある

＜使用前の準備＞
- 電源ケーブルをつなぐ．
- 酸素・圧縮空気エアホースを接続する．
- 吸気フィルター，呼気フィルターを装着する．
- 呼吸回路を接続する．

＜操作の方法＞
- タッチパネル（操作パネル），ロータリノブを使用する．
- 本体裏面にある電源ボタンを押し，オンにする．

①患者情報の入力

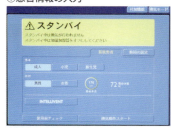

- 成人・小児・新生児のうちからタッチし選択する．
- 性別をタッチし選択し，身長をタッチし，ロータリーノブで入力し，ノブを押し決定する．

②モードの選択

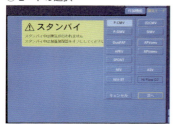

・選択画面の上部のタブから換気モードを押し，選択したい換気モードをタッチし選択した後，次へをタッチする．

③換気条件の設定

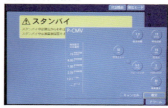

・呼吸数，1回換気量，F_iO_2，PEEPなどをタッチし選択した後，ロータリーノブで設定する．
・確定をタッチし，患者に回路を接続すると換気が開始される．

④アラームの設定

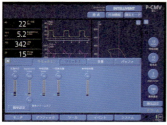

・画面右下にあるアラームのタブをタッチし，それぞれの項目をロータリーノブで設定し，ロータリーノブを押し確定する．

⑤換気条件の変更

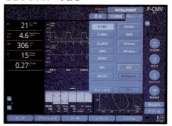

・画面右上方の換気モードのタブをタッチし，②③と同様に設定する．

⑥設定の変更

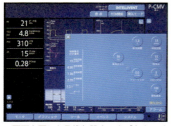

・画面右下にある換気設定のタブをタッチし，それぞれの項目をロータリーノブで設定し，ロータリーノブを押し確定する．

⑦換気の終了

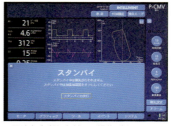

・回路を患者から外し，操作パネルの下にある電源ボタンを長押しする．画面に現れたスタンバイの実行をタッチすると，スタンバイモードになる．
・本体裏面にある電源スイッチを長押しし，電源をオフする．

5 AVEA®

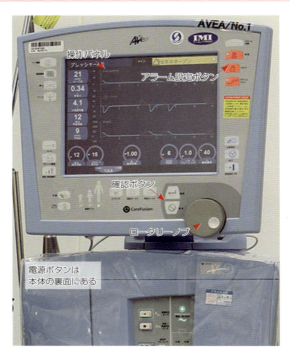

＜使用前の準備＞
- 電源ケーブルをつなぐ．
- 酸素・圧縮空気エアホースを接続する．
- 吸気フィルター，呼気フィルターを装着する．
- 呼吸回路を接続する．

＜操作の方法＞
- タッチパネル(操作パネル)，ロータリノブ，確認ボタンを使用する．
- 電源ボタンを押しオンにする．

＜換気の終了＞
- 回路を患者から外し，本体裏面にある電源ボタンを押し，電源をオフにする．

①患者の選択

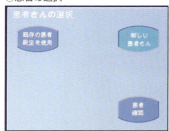

- 前回の設定を使用する場合,既存の患者設定を使用をタッチする.
- 新しい設定を使用する場合,新しい患者さんをタッチする.
- 右下の患者確認をタッチし確定する.

②患者サイズの入力

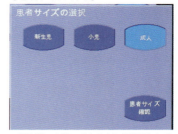

- 新生児,小児,成人の中から適切なものをタッチし,右下の患者サイズ確認をタッチし確定する.
- 次の画面で患者の体重と加温加湿器の有無を選択し,設定確定を押す.

③モードの設定

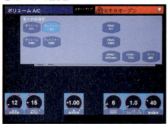

- 設定したいモードをタッチする.
- 選択画面右下のモード確認をタッチすると換気が開始される.

④換気条件の設定

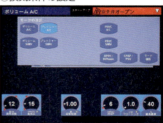

- 画面下方にある設定するパラメータをタッチし,ロータリーノブで設定した後,確定ボタンを押す.

⑤アラームの設定

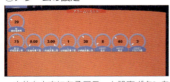

- 本体右上方にあるアラーム設定ボタンを押すと,オレンジ色の枠内にアラーム設定のパラメータが出現する.
- 各パラメーターをタッチし,ロータリーノブで設定し,確定ボタンを押す.

⑥換気条件の変更

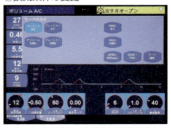

- モードの変更をする場合は画面左上にある現在の換気モードをタッチし,モードの選択を③④の操作と同様に行う.
- 換気条件の設定は画面下部に表示された変更したいパラメータをタッチし,ロータリーノブで設定したのち,確定ボタンを押す.

6 Servo i

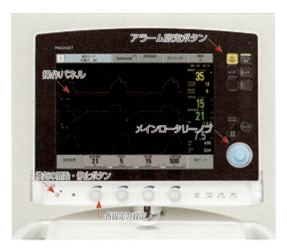

電源ボタンは本体の裏面にある

＜使用前の準備＞
- 電源ケーブルをつなぐ．
- 酸素・圧縮空気エアホースを接続する．
- 吸気フィルター，呼気フィルターを装着する．
- 呼吸回路を接続する．

＜操作の方法＞
- タッチパネル(操作パネル)，メインロータリノブ，各設定の設定ノブを使用する．
- 本体裏面にある電源ボタンを左側に押し，オンにする．
- 電源をオンにすると始業点検の画面が表示される．必要に応じて始業点検を実施する．

＜換気の終了＞
- 回路を患者から外し，本体左下にある換気の開始・停止ボタンを押し，スタンバイにしたのち，本体裏面にある電源ボタンを右側に押しオフにする．

①患者の選択

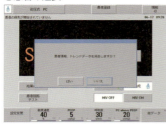

- 前回の設定を使用する場合,「患者情報, トレンドデータを消去しますか?」に「いいえ」と選択し, メインロータリーノブを押し確定する.
- 新しい設定を使用する場合,「患者情報, トレンドデータを消去しますか?」に「はい」と選択し, メインロータリーノブを押し確定する.

③換気モードの設定

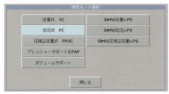

- デフォルトの画面の情報にある換気モードの従量式 VC というタブをタッチすると, 換気モードが選択できる. メインロータリーノブで選択し, 決定する.
- モートを決定すると各換気条件の設定の画面になる(④へ).

⑤アラームの設定

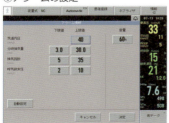

- 本体左側のアラーム設定ボタンを押すと, アラーム設定画面が立ち上がる. それぞれの項目をメインロータリーノブで設定し, 確定する.

②患者情報の入力

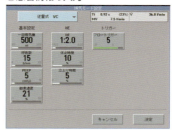

- 患者選択で成人もしくは乳幼児をメインロータリーノブで選択する.
- 次に立ち上がった画面で, デフォルトの設定(成人だと従量式, 乳幼児だと従圧式)が表示される.

④換気条件の設定

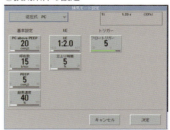

- 各パラメータを選択したのち, メインロータリーノブで確定し, 右下の「決定」をタッチする.
- 回路を患者につなぎ, 本体左右にある換気の開始・停止ボタンを押すと, 換気が開始される.

⑥換気条件の変更

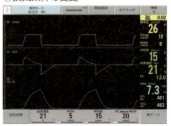

- 画面左上の換気モードをタッチすると, ②と同様の画面が立ち上がる. ②③④と同様の操作で変更する.
- パラメータの変更は, 本体下方にある各設定ノブでも変更できる.

7 Oxylog® 3000 Plus

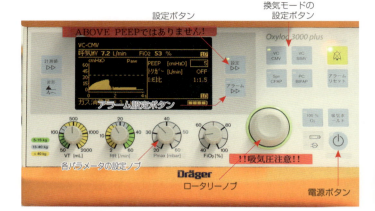

＜使用前の準備＞
- 酸素ホースを接続する.
- 呼吸回路を接続する.

＜操作の方法＞
- 本体にある各ボタン, ロータリノブ, 各パラメーターの設定ボタンを使用する.
- 電源ボタンを長押しし, オンにする.

＜換気の終了＞
- 回路を患者から外し, 電源ボタンを長押しし, ロータリーノブを押す.

①モードの選択

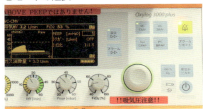

・本体右上方にある換気モード設定ボタンのうち，選択したいモードを押し，ロータリーノブで確定する．

②換気条件の設定

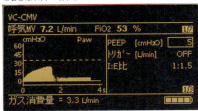

・本体下方にある各パラメータの設定ノブを用い，設定したい換気量，呼吸数，最大気道内圧，F_iO_2 を設定する．
・設定ボタンを押すと，PEEP，トリガー，吸気時間などの設定画面に切り替わる．
・各項目をロータリーノブで選択し，設定する．ロータリーノブを押し確定する．

③アラームの設定

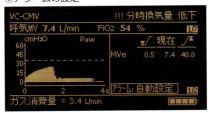

・アラーム設定ボタンを押すと，アラーム設定画面に切り替わる．
・それぞれの項目をロータリーノブで選択し，設定する．ロータリーノブを押し確定する．

8 パラパック

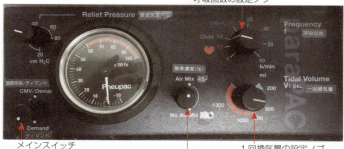

呼吸回数の設定ノブ
メインスイッチ
エアミックスの設定ノブ
1回換気量の設定ノブ

＜使用前の準備＞
- 酸素エアホースを接続する．
- 呼吸回路を接続する．
- 酸素濃度，呼吸回数，1回換気量を各設定ノブを用いて設定する．

＜操作の方法＞
- メインスイッチをCMV/ディマンドにすると動作が開始する．
- 回路を患者につなぐと換気が開始される．

＜換気の終了＞
- 回路を患者から外し，メインスイッチをCMV/ディマンドからディマンドに戻す．

①エアミックスの有無の設定

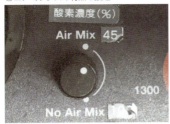

・本体中央にあるエアミックスの設定ノブで，エアミックス（酸素濃度45％）もしくはノーエアミックス（酸素濃度100％）のいずれかにつまみを合わせる．

②呼吸数の設定

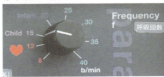

・本体右上方にある呼吸回数の設定ノブで，設定したい呼吸回数につまみを合わせる．

③1回換気量の設定

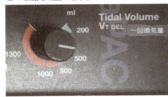

・本体右下方にある1回換気量の設定ノブで，設定したい換気量につまみを合わせる．

④最高気道内圧の設定

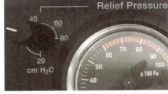

・本体左情報にある最高気道内圧設定ノブで，設定したい最高気道内圧につまみを合わせる．

⑤換気の開始

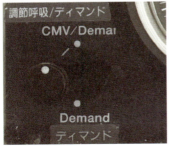

・本体左下方にあるメインスイッチをCMV/ディマンドにすると動作が開始する．
・回路を患者につなぐと換気が開始される．

⑥換気の終了

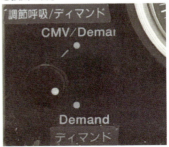

・回路を患者から外し，本体左下方にあるメインスイッチをCMV/ディマンドからディマンドに戻す．

(鍋島正慶)

2章 人工呼吸 / 挿管の適応

基本知識

- 人工呼吸の目的は,酸素化改善,換気の改善,呼吸仕事量の軽減である[1].
- 人工呼吸は,気管挿管による侵襲的人工呼吸または非侵襲的陽圧換気(NIV:noninvasive ventilation)によって行われる.
- 気管挿管を行った人工呼吸管理によって,NIV よりもさらに高度な酸素化の改善,換気の改善,呼吸仕事量の軽減を行える.
- NIV では気道を確保できないが,気管挿管により気道を確保できる.

1 人工呼吸・気管挿管の適応

- 気管挿管の適応は,"MOVES"で覚える[注].

M	Mental status / Maintain airway	意識障害,気道維持の問題
O	Oxygenation	通常の酸素療法で改善しない低酸素血症
V	Ventilation	換気障害
E	Expectoration / Expected course	喀痰排泄の問題,今後の悪化が予測される場合
S	Shock	ショック:相対的適応

"MOVES"の語呂合わせ(mnemonics)は,アメリカ中西部付近(特にイリノイ州とミズーリ州)のレジデントの間でポピュラーであるが,地域ごとにさまざまな種類が存在する.

- 気管挿管の実施を決めるのに,血液ガス分析が必要になることはほとんどない.
- NIV の適応は,O と V の場合のみである(☞**4章, p29**).NIV で

2 NIV または気管挿管による人工呼吸の適応例

状況	挿管の適応	判断
睡眠薬過剰摂取による意識障害（GCS 8以下）	MV	気管挿管による人工呼吸（嘔吐時に窒息するため NIV は禁忌）
頭部外傷による意識障害（GCS 8以下）	MV	気管挿管による人工呼吸（意識障害があること，および換気と血中 CO_2 濃度を厳密にコントロールする必要があるため NIV は禁忌）
急性喉頭蓋炎や血管浮腫によるストライダー	M	気管挿管による人工呼吸
市中肺炎による低酸素および頻呼吸	OV	気管挿管による人工呼吸（喀痰排出を妨げるため，NIV は用いない）
うっ血性心不全による頻呼吸	OV	NIV または気管挿管による人工呼吸
慢性閉塞性肺疾患の急性増悪による呼吸筋疲労とシーソー呼吸	OV	NIV または気管挿管による人工呼吸
ギラン・バレー症候群による呼吸筋疲労とシーソー呼吸	VE	気管挿管による人工呼吸（増悪時に唾液や分泌物で窒息する可能性があるため NIV は安全ではない）
抜管後の廃用性筋力低下による喀痰排出不全による低酸素	OVE	気管挿管による人工呼吸（NIV は禁忌），気管切開が必要である可能性が高い
敗血症性ショックによる組織低酸素（SaO_2 は保たれていても）	SO	気管挿管による人工呼吸により，呼吸仕事と酸素需要を軽減する
敗血症性ショックによる意識障害	MS	気管挿管による人工呼吸
食道静脈瘤破裂によるショック	MS	気管挿管による人工呼吸

・「挿管の適応」の行のアルファベットは前項の"MOVES"を参照.

改善がない場合には，気管挿管による人工呼吸を早めに検討する．
- MOVES の問題が解決すれば，抜管を検討する．

● 参考文献
1) Slutsky AS：Chest. 1993 Dec；104(6)：1833-1859（PMID：8252973）

（鍋島正慶）

> **Column　OとVの裏に隠されたもう1つの適応**
>
> 　うっ血性心不全の急性増悪で入院した患者がいたとする．その患者は軽度の安静時呼吸困難感はあるが，SaO_2 は保たれている．この場合に NIV による陽圧換気は必要だろうか？
> 　答えは「生理学的には有用」である．人工呼吸による陽圧換気により，胸腔内圧が上昇するため，静脈還流量が低下して前負荷が軽減され，胸腔内と胸腔外の圧較差が大きくなるために心臓は頑張らなくても血液を胸腔外に拍出できる（後負荷の軽減）．利尿薬による前負荷の軽減や血管拡張薬による後負荷の軽減よりも即効性があり，特に血管抵抗上昇による後負荷上昇の悪循環から抜け出せるために早くよくなることが多い．

3章 酸素療法

> **基本知識**
>
> - 一般的に，PaO_2 60 mmHg 未満もしくは $Sa(p)O_2$ 90%未満が酸素療法の適応である[1, 2]．
> - 基本的には SpO_2 90～95%以上を目標とする[1, 3]．
> - COPD の急性増悪や慢性Ⅱ型呼吸不全の場合には，SpO_2 88%未満であれば，酸素投与を開始する．CO_2 ナルコーシスを引き起こす可能性があるため，SpO_2 88～92%を目標とする[1, 3, 4]．
> - 必要以上の酸素投与による高酸素血症は，ARDS，肺胞クリアランスの低下，吸収性無気肺，心筋虚血，脳血流量の低下といった害を引き起こす可能性があるため，SpO_2 や血液ガスによるモニタリングを行い，不必要な酸素投与を避けるように心がける[5]．
> - SpO_2 が 100%のときは高酸素血症の可能性があるため，投与酸素量または酸素濃度を下げる．

1 酸素投与法の分類と特性

- 酸素投与の方法として，主に**低流量システム**（鼻カニュラ，簡易酸素マスク），**リザーバーシステム**（リザーバー付き酸素マスク），**高流量システム**（ベンチュリーマスク，ハイフローネーザルカニュラ）がある（表3-1）[1]．
- **低流量と高流量の違いは，患者の吸気流量より少ないか，多いかである**．患者の吸気流量は，500 mL を 1 秒で吸うとすると，**30 L/分**となる．この数字はよく用いられるが，患者によってもちろん異なる．
- **低流量システム**では患者の吸気流量よりも低い流量で酸素を供給するため，吸気が周囲からの空気で希釈されることにより酸素濃度は患者の換気量と吸気流量に依存する．
- **リザーバーシステム**では患者の吸気流量が酸素供給の流量を上回った分の一部がリザーバーから吸引されるため，高い酸素濃度

表3-1 酸素投与の方法

低流量システム (図3-1)	鼻カニュラ 簡易酸素マスク オキシマスク®,オキシアーム®
リザーバーシステム[注] (図3-2)	リザーバー付き酸素マスク リザーバー付カニュラ
高流量システム (図3-3)	ベンチュリーマスク ハイフローネーザルカニュラ(☞5章, p38)

注) リザーバーシステムは,低流量システムの1つとされることもある.

を維持できる.
- **高流量システム**では患者の吸気流量よりも速い流量で酸素を供給するため,吸気が外部からの空気で希釈されず,患者の呼吸需要にかかわらず一定の酸素濃度を供給できる.
- **低〜中濃度の酸素投与を行いたい場合には低流量システム,高濃度の酸素投与を行いたい場合にはリザーバーシステムまたは高流量システム,F_IO_2 を調節したい場合には高流量システムを用いる.**
- 鼻カニュラでは24〜35%,簡易酸素マスクでは35〜60%,リザーバー付き酸素マスクでは60%以上,ベンチュリーマスクでは24〜60%,ハイフローネーザルカニュラでは21〜80%の酸素を投与できるとされている[3](表3-2).
- **酸素療法で,酸素化の改善や呼吸困難感などの症状が改善しない場合は,人工呼吸管理を早期に検討する.**

2 低流量システム(図3-1)

- 鼻カニュラは,1〜6 L/min で使われることが多い.加湿は4〜5 L/min 以下では不要[2]とされている.6 L/min 以上では,鼻粘膜刺激(乾燥)があること,それ以上の酸素濃度の上昇を期待する場合はマスクのほうが効率はいい[1]ことから使用されない.
- 鼻カニュラは口呼吸であっても,鼻腔・副鼻腔に貯留した酸素が吸引されるため有用である[6].
- 挿管時の apneic oxygenation のために,鼻カニュラ 10〜15 L/min で用いられることがある(☞6章, p42).
- 簡易酸素マスクは,5〜10 L/min で使われることが多い.マスク

表3-2 酸素流量(L/min)と吸入酸素濃度(%)の目安[1]

酸素流量 (L/min)	吸入酸素濃度の目安(%)		
	鼻カニュラ	簡易酸素マスク	リザーバー付き酸素マスク
1	24		
2	28		
3	32		
4	36		
5	40	40	
6	44	50	60
7		60	70
8			80
9			90
10			90以上

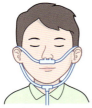 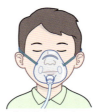

鼻カニュラ　　　　　簡易酸素マスク

図3-1 低流量システム

内に貯留する CO_2 を再呼吸する可能性があるため，5 L/min 以上での使用が推奨される[1-3]．COPDで低濃度酸素吸入をしたい場合には適さない[1]．

3 リザーバーシステム(図3-2)

- リザーバー付き酸素マスクは，一方向弁を持つマスクに500〜800 mLのリザーバーバッグが付いている．呼気時にリザーバーバッグ内に酸素を蓄え，吸気時にリザーバー中の酸素とチューブから供給される酸素を吸入する．CO_2 の再吸収を防止するため，

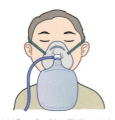 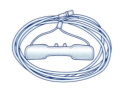

リザーバー付き酸素マスク　　リザーバー付き鼻カニュラ

図 3-2　リザーバーシステム

6 L/min 以上での使用が推奨される[2]．
- ほとんどのリザーバー付きマスクには，マスクとリザーバーバッグに一方弁がついており，呼気がマスクとリザーバーバッグに貯留しない[2]．
- マスクのフィットが悪い場合，吸気時にリザーバーバッグがまったくしぼまないことがあるが，そのような場合はリザーバーバッグからではなくマスクの外の空気を吸入しており，予想されるよりも低い吸入酸素濃度になっている．
- 急性呼吸不全患者では吸気流量が 60 L/min 以上になることがあり，たとえ通常の酸素投与量の上限である 15 L/min で酸素を供給したとしても，残りをリザーバーバッグで補うことはできない．
- リザーバー付き酸素マスクからハイフローネーザルカニュラに変更することによって酸素化が大幅に改善することは日常よく経験する．これは，リザーバー付き酸素マスクが期待していたほどの酸素濃度を供給していなかったことを意味している．

4　高流量システム（図 3-3）

- 高流量システムには，ベンチュリーマスク，ネブライザー付き酸素吸入器，ハイフローネーザルカニュラがある．ハイフローネーザルカニュラの詳細は 5 章（☞ **p38**）．
- ベンチュリーマスク，ネブライザー付き酸素吸入器は，ダイリュータと呼ばれるアダプター部分の目盛を調節することによって，設定した酸素濃度の混合気を患者の吸気流量を上回る高流量で投与するため，安定した酸素濃度が得られる．

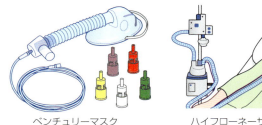

ベンチュリーマスク　　　　　　　ハイフローネーザルカニュラ

図 3-3 **高流量システム**

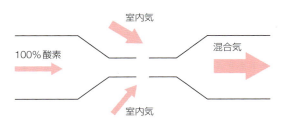

図 3-4 **ベンチュリー効果**
- 流体の断面積を狭くすると流量が早くなり，圧力が低い部分が作られる．
- その圧力の低い部分に室内気が流入し，100%酸素の流量に比べ，多い流量の混合気が作られる．

- 安定した酸素濃度が好まれる状況としては，COPDなどのⅡ型呼吸不全の患者のみであり，それ以上の効果があるネーザルハイフローが登場した現在ベンチュリーマスクの使用頻度は減っていると考えられる．
- ネブライザー付き酸素吸入器は，気管切開患者への加湿した酸素を投与する目的で用いられる場面が多い．
- 患者に届く際のトータル流量が30L/minの高流量になるのは，ベンチュリー効果(図3-4)によって酸素と大気を混合しているためであり，酸素流量と酸素濃度(ダイリュータ)の2つを設定する必要がある[1]．
- ダイリュータで酸素濃度を高く設定したとしても，実際の吸気流量よりも低い流量で混合気が投与されれば，周囲の空気も吸入す

表 3-3 インスピロン®(ネブライザー付き酸素吸入器)のトータル流量早見表

総流量(L/分)	設定流量(L/分)											
設定(%)		4	5	6	7	8	9	10	11	12	13	14	15
	100	4	5	6	7	8	9	10	11	12	13	14	15
	70	6.4	8.1	9.7	11.3	12.9	14.5	16.1	17.7	19.3	21.0	22.6	24.2
	50	10.9	13.6	16.3	19.1	21.8	24.5	27.2	30.0	32.7	35.4	38.1	40.9
	40	16.6	20.8	24.9	29.1	33.3	37.4	41.6	45.7	49.9	54.1	58.2	62.4
	35	22.6	28.2	33.9	39.5	45.1	50.8	56.4	62.1	67.7	73.4	79.0	84.6

・一般的な吸気流量である 30 L/分以上の流量を作り出せることにより,患者の呼吸にかかわらず設定どおりの酸素濃度になる組み合わせを 黄色 で示している.

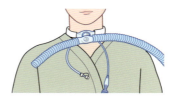

図 3-5 気管切開患者にネブライザー付き酸素吸入器で酸素を投与
・吸気時にエアロゾルが出ているのを確認

るため,設定の吸入酸素濃度より低くなる.そのような状況では真の高流量システムとして機能していないことになる.

- 表3-3にネブライザー付き酸素吸入器であるインスピロン®のトータル流量早見表を示す(日本メディカルネクスト社).酸素流量を 15 L まで増加させて大気と混合したとしても,ダイリュータを 70% の酸素濃度に設定した場合,作り出せる最大の流速は 24 L/min であり,患者の吸気流量がそれよりも高ければ実際に投与される酸素濃度は低くなる.吸気流量を 30 L/min とすると酸素濃度 50% がこのネブライザー付き酸素吸入器の上限になる.
- 気管切開患者に,ネブライザー付き酸素吸入器で酸素を投与する場合……トータル流量が患者の吸気流量に対して足りているかは,吸気時にエアロゾルが出ているのを確認すればよい(図3-5).

表3-4 パルスオキシメーターで誤差を生じる状況[1,7]

異常ヘモグロビン	一酸化炭素ヘモグロビン(COHb), メトヘモグロビン(亜硝酸塩, ニトログリセリン, 局所麻酔薬でも生じる)
色素	メチレンブルー, インドシアニングリーン
静脈拍動	三尖弁閉鎖不全, 気道内圧上昇
血流の阻害	腕や指の圧迫
体動	―
測定部の色素	マニュキュア, 爪の汚れ, 色素沈着
末梢循環不全	―
周囲の光が強い	―

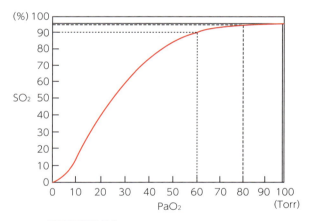

図 3-6 **酸素解離曲線**[1]

5 モニタリング

- パルスオキシメーターは SpO_2 を測定することにより簡便に SaO_2 の予測ができるが, 表3-4 の場合には SpO_2 では正確な SaO_2 の予想はできない[1].
- 正常の酸素解離曲線(図3-6)であれば, SaO_2 から動脈酸素分圧(PaO_2)を予測できる(表3-5)[1].
- SaO_2 90% が PaO_2 60 mmHg 前後と対応する.

表 3-5 酸素飽和度(SaO_2)と酸素分圧(PaO_2)の関係

SaO_2(%)	75	85	88	90	93	95	97
PaO_2(mmHg)	40	50	55	60	70	80	100

● 参考文献
1) 日本呼吸器学会・日本呼吸管理学会:酸素療法ガイドライン. 2006
2) Kallstrom TJ, et al:Respir Care. 2002 Jun;47(6):717-720(PMID:12078655)
3) Beasley R, et al:Respirology. 2015 Nov;20(8):1182-1191(PMID:26486092)
4) Roisin RR:Global strategy for the diagnosis, management, and prevention of chronic obstructive pulmonary disease(updated 2016). Glob Initiat Chronic Obstr Lung Dis. 2016:1-94
5) O'Driscoll BR, et al:Thorax. 2008 Oct;63 Suppl 6:vi1-68(PMID:18838559)
6) Wettstein RB, et al:Respir Care. 2005 May;50(5):604-609(PMID:15871753)
7) Chan ED, et al:Respir Med. 2013 Jun;107(6):789-799(PMID:23490227)

(鍋島正慶)

> **Column** 臨床上大切なのは PaO_2 ではなく SaO_2
>
> 組織への酸素供給量は以下の式で表される.
>
> 酸素供給量(DO_2)=($1.34 \times Hb \times SaO_2 + 0.003 \times PaO_2$)×心拍出量
>
> つまり,PaO_2 は 0.003 倍されるため,SaO_2 がすでに高ければ,それ以上 PaO_2 を上昇させても組織への酸素供給量はほとんど変わらないことになる.

4章 NIV

基本知識

- 気管挿管などの侵襲的な方法を用いずに，マスクを用いて上気道から陽圧換気を行う方法を非侵襲的換気療法(NIV：noninvasive ventilation)と呼ぶ[1]．
- マスクには，ネーザルマスク，フルフェイスマスク，トータルフェイスマスク，ヘルメット型マスクがあるが，急性期疾患では，フルフェイスマスクがよく用いられる[2] (図4-1)．
- 気管挿管に比べ，快適に過ごせるため，鎮静薬が少量もしくは不要であり，正しい適応に対して用いた場合はウィーニングが早い[2]．また再開や中止が容易である．
- 正しい適応であれば，気管挿管に比べ，VAP(人工呼吸器関連肺炎，☞p173)や副鼻腔炎のリスクが少なくなる可能性がある[3,4]．
- 気管挿管と異なり，気道が確保されていないため，いくつかの禁忌が存在する．

1 NIVの適応

- NIVは"MOVES"(☞p18)のうちO(低酸素血症)とV(換気障害)の場合に考慮する．
- NIVはさまざまな疾患・病態に対し使われており，COPD急性増悪，心原性肺水腫，抜管後呼吸不全の予防(抜管直後より24時間NIV装着)[1,2]が適応となる場合が多い．
- 特に**COPD急性増悪**と**心原性肺水腫**については，病態生理学，文献[1,2,5]，経験のあらゆる側面から有用であることが明らかであり，禁忌がなく患者にある程度の余裕がある場合は気管挿管の前にまずNIVを試みるべきである．心不全の急性増悪に対する治療開始時は，たとえ酸素化に問題がなかったとしても，前負荷および後負荷軽減のために(肺ではなく心臓のために)NIV使用を考慮する(☞Column, p35)．

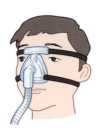
ネーザルマスク
(装着部:鼻)

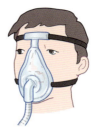
フルフェイスマスク
(装着部:鼻と口)

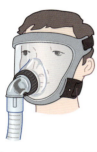
トータルフェイスマスク
(顔面全部を覆う)

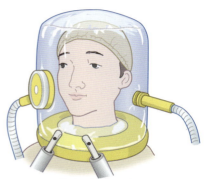
ヘルメット型マスク

図4-1　インターフェイスの例[2]

- 免疫不全(血液腫瘍, 移植, HIV)における呼吸不全については, 有用である可能性は高いが, まだ結論づけることはできない[1, 2, 6].
- 免疫不全患者における呼吸不全にはさまざまな原因があるため, 免疫不全患者の呼吸不全という大きなくくりを適応とすることには無理がある.
- 日本呼吸器学会のNIVガイドラインでは, 表4-1のように推奨度とエビデンスレベルがまとめてある.

2　NIVの禁忌

- NIVと気管挿管の最も大きな違いは, **NIVでは気道確保がされていない**ということである. MOVESのうちM(意識障害, 気道維

表4-1 急性呼吸不全におけるNIVの推奨とエビデンスレベル[1)]

推奨度	病態	エビデンスレベル
A	COPD急性増悪	I
A	拘束性胸郭疾患(肺結核後遺症を含む)の増悪	IV
A	急性心不全	I
A	COPDの抜管後呼吸不全の予防	I
A	免疫不全者の急性呼吸不全	II
B	周術期呼吸器合併症の予防・治療	II
B	他臓器の障害が少ない軽症ARDS	II
B	COPD患者に合併した重症肺炎	II
B	COPDや心不全の合併がある,DNI(Do Not Intubate:気管挿管を行わない)患者や高齢患者の急性呼吸不全	IV
B	小児の急性ウイルス性下気道炎・肺炎	II
C1	喘息発作による急性呼吸不全	II
C1	間質性肺炎における急性呼吸不全	IV
C1	胸郭損傷を伴う急性呼吸不全	II
C1	ARDS	I
C1	COPDや心不全の合併がない,DNI患者や高齢患者の急性呼吸不全	IV
C1	終末期や悪性腫瘍に伴う呼吸不全に対する緩和ケア	II
C1	小児の喘息発作	II
C2	非COPD患者に合併した重症肺炎	IV
C2	インフルエンザ感染後の重症肺炎	IV

A:行うよう強く勧められる
B:行うよう勧められる
C1:科学的根拠はないが行うことを考慮してもよい
C2:十分な科学的根拠がないので,明確な推奨ができない

I:システマティックレビュー,メタアナリシス
II:1つ以上のランダム化比較試験
III:非ランダム化比較試験
IV:分析疫学的研究(コホート研究や症例対照研究による)

持の問題),E(喀痰排泄の問題,今後の悪化が予測される場合),S(ショック)に問題がある場合はNIVを使用しない.

- NIVは気道分泌物や嘔吐物を肺に押し込むため,嘔吐など,気道に何かあったときは患者が自分でマスクを外せるようにする必要がある.したがって,医師や看護師がベッドサイドに常駐でき

表 4-2 NIV の禁忌[1, 2)]

絶対的禁忌	・呼吸停止,心停止	・マスクがフィットしない(顔面外傷,変形)
相対的禁忌	・低血圧,ショック ・2つ以上の臓器不全がある ・非協力的,不穏 ・最近の腹部手術,食道手術 ・上気道閉塞 ・気道確保困難(意識障害)	・嘔吐,腸管閉塞,活動性の消化管出血 ・大量の気道分泌物がある,または排痰ができない ・咳反射がない,または弱い

る場合以外は,NIV は意識障害がなく,NIV を理解したうえで協力的,かつ両手が使える患者のみに使用する.抑制しながらの NIV はもってのほかである.

- COPD 急性増悪による CO_2 ナルコーシスで意識障害を起こしている場合は,NIV により短時間で意識状態が改善することがあるため,慎重に患者を観察しながらの使用であれば考慮してもよい.
- 30〜60 分経過しても状態が改善しない場合,患者がいやがる場合は,NIV の使用を諦め,気管挿管を考慮するべきである.また,NIV で酸素化や換気が一見保たれていたとしても,患者によっては唾液や分泌物を持続的に誤嚥することにより徐々に肺の状態が悪化している可能性があることは念頭に置く必要がある.
- 気道が不安定であることや経腸栄養が始められないことにより,NIV は数日以上の長時間の使用には向いていない.
- 一般的に表 4-2 で示す禁忌がある[1, 2)].

3 モード

- 主に,EPAP(expiratory positive airway pressure:呼気圧)のみの CPAP(continuous positive airway pressure:**持続気道陽圧**)モードと EPAP と IPAP(inspiratory positive airway pressure:吸気圧)の両方を設定する bilevel PPV(positive pressure ventilation:**二層性陽圧換気**)モードが存在する[1)].
- **CPAP モード**:EPAP を設定し,自発呼吸の元に,吸気,呼気ともに一定の圧をかける.人工呼吸器での PEEP のみに相当すると考えるとよい.

- **bilevel PPV モード**：EPAP と IPAP を設定する．EPAP が人工呼吸器での PEEP に相当し，IPAP と EPAP の差（IPAP-EPAP）が，pressure support 圧に相当すると考えるとよい．
- 基本的には EPAP は酸素化を助け，IPAP は換気を助けると考えてよいが，COPD 患者では EPAP は呼気時に閉塞した気道を開通させることで呼気を助け，吸気時には EPAP の圧そのもので吸気努力が補助されるため，EPAP だけでも換気を補助している．IPAP はプラスアルファの換気補助である．
- EPAP だけにするか，IPAP を加えるかは個々の患者の状態を見て決定する．EPAP だけのほうが患者と NIV の同調性が高い．EPAP から始め，患者が抵抗を示さなければ必要に応じて IPAP を追加する手順が用いられることが多い．
- bilevel PPV モードの換気様式では，主に S/T モード（自発呼吸に応じて IPAP により換気をサポートするが，一定時間以上自発呼吸がないとバックアップで IPAP による調節換気を行う：人工呼吸器での PSV に相当）が用いられる．
- S/T モードとは，S(spontaneous)モード（自発呼吸のみで換気をサポート），T(timed)モード（設定した時間以上自発呼吸がなければ換気を行う）を合わせたモードという意味である[1]．
- その他，VAPS(volume assured pressure support)モード（設定された目標の1回換気量を維持するために必要なプレッシャーサポート圧を自動で調整する：人工呼吸器での PRVC モードに類似），PCV モード（換気のトリガーは S/T モードと同じだが，吸気時間を設定する：人工呼吸での AC-PCV モードに相当）がある[1]．

4　COPD 急性増悪のときの初期設定例 [1,7]

- EPAP 4～5 cmH$_2$O のみから開始し，患者の認容性があれば S/T モードに変更してもよい．

- F$_I$O$_2$ は SpO$_2$ が 92% 以上であれば積極的に下げていく．
- EPAP は，患者の忍容性と呼気努力の改善を見ながら，10分おきに 2～5 cmH$_2$O ずつ増やしていく．ほとんどの場合が 5～10 cmH$_2$O で十分である．
- IPAP は患者自身の呼吸数が 25回以下，1回換気量が 6～10 mL/kg（理想体重）となるように 10分おきに 2～4 cmH$_2$O ずつ増やし

ていく．ほとんどの場合が 8〜15 cmH₂O で十分である．
- 30〜60 分試しても改善が認められなければ，それ以上粘らずに気管挿管をする．

5 心原性肺水腫のときの初期設定例

Ⅰ型呼吸不全かつ呼吸筋疲労がなさそうな場合	CPAP モード，CPAP 4〜5 cmH₂O，F$_1$O$_2$ 100%で開始する．
Ⅱ型呼吸不全またはⅠ型呼吸不全でも呼吸筋疲労がありそうな場合	S/T モード，EPAP 4〜5 cmH₂O，IPAP 8〜10 cmH₂O，F$_1$O$_2$ 100%で開始する．

- EPAP 4〜5 cmH₂O のみから開始し，患者の認容性があれば S/T モードに変更してもよい．
- CPAP・EPAP は治療反応性や患者の忍容性を見ながら 2〜4 cmH₂O ずつ増やしていく．
- ほとんどの場合が EPAP 5〜10 cmH₂O，IPAP 8〜15 cmH₂O で十分である．
- 30〜60 分試しても改善が認められなければ，それ以上粘らずに気管挿管をする．

6 一般的な導入の流れ[1,2]

1) 禁忌がないことを確認する
2) 患者に手技を説明する
3) 30〜45°以上にヘッドアップを行う
4) 適切な種類とサイズのマスクを選択する（急性呼吸不全の場合，通常フルフェイスマスク）
5) 上記設定例のように低い圧で設定を開始する
6) マスクを顔に優しく押し当てるか，患者自身に持ってもらい，換気を開始する（無理やり押し付けたり，すぐにストラップで固定したりしない）
7) 呼吸様式，呼吸回数，1 回換気量，SpO₂ を見ながら，設定を微調整する
8) 換気に耐えられれば，ストラップでマスクを固定し，過度のリークをなくす（30 L/分程度のリークが理想）
9) アラームを設定する

Column: NIVが心原性肺水腫とCOPDに効果がある生理学的な理由

心原性肺水腫の場合	心原性肺水腫では毛細血管から漏れ出た水分により肺胞が潰れた状態になっている．NIVによる陽圧換気は，末梢の気道および肺胞を開存させる．虚脱した肺胞が開かれるため，酸素化が改善する．また，胸腔内圧の上昇により，静脈還流量の低下による前負荷の軽減でうっ血が解除される．さらに胸腔内圧が上昇することにより，胸腔内と胸腔外（腹腔や頭頸部）との圧較差が大きくなり，血液が胸腔外へ流れ出やすくなるため，左室の後負荷の軽減がもたらされ，心拍出量の増加がもたらされる[1, 2]．
COPDの場合	COPDでは末梢気道を支える組織が構造的に弱くなっており，過膨張によって上昇した胸腔内圧により，末梢気道が外側から押しつぶされる．そのため，呼気が妨げられ，さらに過膨張が進む．過膨張した状態からさらに吸気を開始するためには，呼吸仕事が増大し，呼吸筋疲労が起こる．EPAPもしくはCPAPにより潰れた末梢気管を開き過膨張を解除し呼気を助け，さらにpressure support (IPAP-EPAP)により補助することで，換気が改善する[1, 8]．

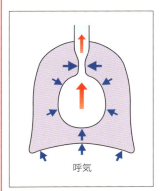

図A COPD急性増悪における換気不全

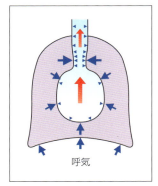

図B COPD急性増悪によるNIVの役割（イメージ図）

10) 創傷被覆材を使用し，皮膚トラブルを予防する
11) リラックスして呼吸できているかを確認する
12) 忍容性，呼吸数，心拍数，呼吸困難の改善，呼吸補助筋の使用，胸郭の動き，NIV との同調性，SpO_2，意識レベルを開始後 6〜12 時間は頻回に確認する(NIV が役に立っているかどうかの判断には患者の主観が最も有用であり，患者の苦しさが改善していないときは役に立っていないと考える)
13) 開始後 30 分〜1 時間後に動脈血液ガス分析を行う
14) 症状や状態の改善が乏しい場合や悪化する場合は気管挿管を行い，人工呼吸管理を開始する
15) 6 時間以上使用する場合には，必ず加湿を行う

Column ヘルメット型マスク

- ヘルメット型マスク(図 4-1)は，まだ一般臨床として十分に浸透しているとは言いがたいが，有用性が示唆されており，今後さらに研究が進むと一般的になる可能性がある．
- 2016 年の JAMA に ARDS 患者に対して行われたヘルメット型とフェイスマスク型の NIV の単施設における RCT[9]が発表された．NIV の一般的禁忌項目のない最低でも 8 時間以上の NIV 管理が必要だった，P/F 比 200 未満が 72%を占める成人 ARDS 患者 83 人に対して行われた研究である．
- 人工呼吸器が必要となった症例は，ヘルメット型が 8 人(18.2%)に比べ，フェイスマスク型は 24 人(61.5%)であり(ARR 43.3%，NNT 3)，研究が早期に中止されるほどヘルメット型の有用性が示された．その他のセカンダリアウトカムである，28 日間人工呼吸器離脱期間，ICU 滞在日数，院内および 90 日死亡率も，ヘルメット型が有意に低い結果であった．ヘルメット型はエアリークが少ないためか，ヘルメット型のほうが PEEP を高く保つことができ，F_iO_2 を低く保っていた．
- 一般的に中等症以上の ARDS に対して NIV は推奨されていないが，ヘルメット型マスクでの検証は十分ではない．今後の研究の蓄積が待たれる．

● 参考文献

1) 日本呼吸器学会 NPPV ガイドライン作成委員会：NPPV（非侵襲的陽圧換気療法）ガイドライン 改訂第2版．南江堂，2015
2) Nava S, et al：Lancet. 2009 Jul；374(9685)：250-259(PMID：19616722)
3) Antonelli M, et al：N Engl J Med. 1998 Aug；339(7)：429-435(PMID：9700176)
4) Hess DR：Respir Care. 2005 Jul；50(7)：924-929；discussion 929-931(PMID：15972113)
5) Cabrini L, et al：Crit Care Med. 2015 Apr；43(4)：880-888(PMID：25565461)
6) Lemiale V, et al：JAMA. 2015 Oct；314(16)：1711-1719(PMID：26444879)
7) British Thoracic Society：The Use of Non-Invasive Ventilation in the management of patients with chronic obstructive pulmonary disease admitted to hospital with acute type II respiratory failure(With particular reference to Bilevel positive pressure ventilation). 2008：1-45.
https://www.brit-thoracic.org.uk/document-library/clinical-information/niv/niv-guidelines/the-use-of-non-invasive-ventilation-in-the-management-of-patients-with-copd-admitted-to-hospital-with-acute-type-ii-respiratory-failure/
8) 仁科有加，則末泰博：急性呼吸不全の鑑別とマネジメント Part 1. Intensivist 2013；4：879-885
9) Patel BK, et al：JAMA. 2016 Jun；315(22)：2435-2441(PMID：27179847)

〈鍋島正慶〉

5章 ハイフローネーザルカニュラ

基本知識

- ハイフローネーザルカニュラ(高流量鼻カニュラ,HFNC:high flow nasal cannula)は高流量システムの1つで,患者の吸気量以上の流量を投与することにより,外気で薄まることなく設定した濃度の酸素を投与できる.
- 患者の忍容性が最もよいと考えられる鼻カニュラに,酸素ブレンダーと人工呼吸器用の加温加湿器を組み合わせることで,鼻カニュラでありながら高流量高濃度酸素を投与できるデバイスである(図5-1)[1].
- わが国では2016年にOptiflow™(Fisher&Paykel社),High Flow Therapy System(パシフィックメディコ社),プレシジョンフロー®(日本メディカルネクスト社)などの製品が保険収載された(図5-2).それぞれ専用の回路および専用の鼻カニュラがある.またV500(Drager社)など人工呼吸器でも吸気回路に専用鼻カニュラを装着することで,ハイフローネーザルカニュラを施行できるものもある.
- 通常成人では患者の吸気流量以上の流量ということで40〜60 L/minで使用し,F_iO_2は21〜100%まで設定できる(プレシジョンフロー®のみ,細径のジェットで効率的な死腔の洗い出し効果があることから20 L/minでの使用を推奨している).

1 ハイフローネーザルカニュラの効果[2]

1) QOLを維持できる

- 鼻カニュラであるため,高濃度酸素を投与しながら,会話および飲水・食事が可能である.呼吸状態が安定せず,人工呼吸管理となる可能性が否定できない場合は,もちろん経口摂取は避けるべきである.またマスクと異なり,違和感も少ないため,忍容性が高い.

1 ハイフローネーザルカニュラの効果   39

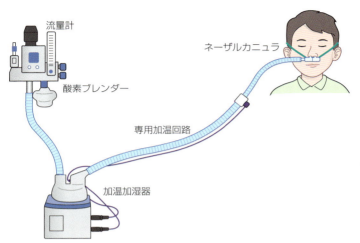

図 5-1　ハイフローネーザルカニュラシステムの概要[1]

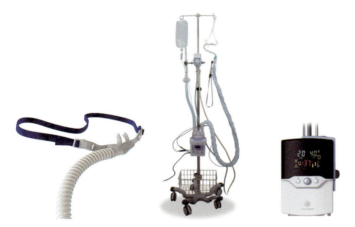

図 5-2　ハイフローネーザルカニュラ
左：Optiflow™（Fisher&Paykel 社），中：High Flow Therapy System（パシフィックメディコ社），右：プレシジョンフロー®（日本メディカルネクスト社）

2) 設定した酸素濃度の酸素投与が可能（高濃度酸素を投与できる）

- 高流量であるため，設定した酸素濃度を安定して投与できるという他の高流量システムと同じ利点がある．リザーバー付きマスクでは到達できない100％の純酸素も理論上は投与できる．

3) 解剖学的死腔の洗い流し→軽度の換気補助，呼吸仕事量の改善

- 極めて高い流量の酸素が鼻から投与されることにより鼻腔内50 mLの死腔を洗い出すため，その分の換気を補助し，呼吸仕事量を通常酸素投与に比べて軽減する．

4) ごく軽度の PEEP がかかる

- PEEP（positive end-expiratory pressure：呼気終末持続陽圧）効果は，口を閉じた状態で，30 L/分で1.93 cmH$_2$O，40 L/分で2.58 cmH$_2$O，50 L/分で3.31 cmH$_2$Oである[3]．口が開いた状態では1〜2 cmH$_2$Oしかかからず，ほぼないに等しい．よって，ハイフローネーザルカニュラのPEEP効果は「ごく軽度」と考えたほうがよい．

2 実際の使用方法

適応	①高 CO$_2$ 血症を合併していない低酸素性急性呼吸不全患者（肺炎患者が主である）（努力様呼吸が強くない患者に限る） ②術後や抜管後の呼吸不全予防もしくは呼吸不全時（予防の場合は抜管後24時間使用） ※筆者の施設では②の使用が多い
設定例	・フローは40〜50 L/分で開始（60 L/分は勢いがかなり強く忍容性が悪い印象がある），F$_I$O$_2$ は SpO$_2$ が目標に達するように設定する →急性呼吸不全患者に使用し始めた場合は，30分〜1時間で再度観察し，本当に人工呼吸管理が必要ないかを評価する．HFNC による高い酸素濃度よりも NIV による陽圧と呼吸補助の方が適している可能性も考える必要がある．
離脱方法の例	フロー 40 L/分，F$_I$O$_2$ 30〜40％で，SpO$_2$ が目標に達している場合は，通常の鼻カニュラで耐えられないか試してみる（筆者の施設では，QOL の維持の観点から，簡易酸素マスクやリザーバー付き酸素マスクにウィーニングすることはしていない）

3 その他

- 使用前に必ず "MOVES"（☞ p18）を考えて人工呼吸の適応を考える．HFNC を使用しても呼吸状態の改善が見られない場合には，

NIVや挿管による人工呼吸管理を考慮する．これはNIV同様早期に判断すべきであり，判断が遅れると死亡率が増加するという報告もある[4]．

- **高CO_2血症を除いた急性呼吸不全[5]，抜管後の再挿管予防[6,7]**に有用と考えられている．
- HFNCは「NIVに取って代わるもの」ではなく，それぞれの利点と欠点がある．例えば，うっ血性心不全やCOPDの急性増悪など，陽圧を必要としている患者にはNIV，間質性肺炎の増悪，術後の無気肺，大動脈解離後の低酸素など，高濃度酸素を必要としている患者にはHFNCを使用するなどの使い分けが必要である．
- 急性呼吸不全のうち，**うっ血性心不全，COPD急性増悪については，NIVのエビデンスレベルが高く，生理学的にも陽圧が重要であるため，あえてHFNCを使用する理由はない**．
- 気管挿管手技中や気管支鏡検査中の酸素化低下予防や緩和医療にも用いられることがある．
- 急性呼吸不全におけるシステマティックレビューによると，通常の酸素療法と比べ死亡率は変わらないが，挿管率を下げ[8,9]，NIVと比べると挿管率は変わらなかった[9]．
- コストは，回路代および酸素使用量から，他の酸素療法に比べ格段に高いため，不必要に使用すべきではない．

● 参考文献
1) Nishimura M：J Intensive Care. 2015 Mar；3(1)：15(PMID：25866645)
2) Lee JH, et al：Intensive Care Med. 2013 Feb；39(2)：247-257(PMID：23143331)
3) Parke RL, et al：Respir Care. 2011 Aug；56(8)：1151-1155(PMID：21496369)
4) Kang BJ, et al：Intensive Care Med. 2015 Apr；41(4)：623-632(PMID：25691263)
5) Frat J-P, et al：N Engl J Med. 2015 Jun；372(23)：2185-2196(PMID：25981908)
6) Hernández G, et al：JAMA. 2016 Apr；315(13)：1354-1361(PMID：26975498)
7) Hernández G, et al：JAMA. 2016 Oct；316(15)：1565-1574(PMID：27706464)
8) Monro-Somerville T, et al：Crit Care Med. 2017 Apr；45(4)：e449-e456 (PMID：27611978)
9) Ni Y-N, et al：Chest. 2017 Apr；151(4)：764-775(PMID：28089816)

〈鍋島正慶〉

6章 挿管の方法

1 評価・準備
- 挿管前の評価とプランニングは"ABC"で，実際の準備は"SOAPMD"である[1]．
- 挿管することが決まったら"ABC""SOAPMD"と心の中で唱えながら準備を進めよう．

2 ABC プランニング
- 挿管前の気道管理および緊急時の対応として ABC プランニング[1]を考える．

| Assessment | Back up plan | Call for help |

- Assessment(アセスメント)では，マスク換気が困難か(MOANS)，挿管が困難か(LEMON)，挿管時に急変する可能性が高くないか(HOP)[1]を評価する．
- さらに筋弛緩薬を使用するべきかを評価する．

1) マスク換気が困難か(MOANS)[1]

M	Mask seal	マスクがフィットするか？(ひげ，小顎，顔面の変形)
O	Obesity/ Obstruction	肥満(BMI 26 以上)や気道閉塞はないか？
A	Age	年齢が55歳以上か？(実臨床では年齢が問題になることは多くない)
N	No teeth	歯はあるか？
S	Stiffness/ Snoring	換気に抵抗のある疾患をもっているか？いびきをかくか？

- 最も重要な評価であり，筋弛緩薬の使用の有無の判断，バックアッププランとしての輪状甲状間膜切開の用意の必要性を判断する．
- 特に M(Mask seal)に問題があるときは絶対に筋弛緩薬を用いるべきではない．

- たとえ挿管ができなくてもマスク換気さえできれば患者は死亡しない.
- マスク換気が有効に行えるかどうかを患者の自発呼吸がある間に確認する方法として,患者の呼気に合わせてバッグを揉む方法(普段とタイミングが逆)がある.もし抵抗を感じずに簡単にバッグを揉める場合,マスクがフィットしていないか,バッグバルブマスク回路のどこかにリークがある(組み立て方の間違いや部品の欠如).
- M 以外はあくまでも換気が困難になりやすい要因であり,筋弛緩薬の絶対禁忌というわけではない.

2) 挿管が困難か (LEMON)[1]

L	Look externally	外観は?(小顎,前顎突出,巨舌,短頸,口蓋裂,口腔内出血,下顎骨折,妊娠)
E	Evaluate 3-3-2	3-3-2 の法則を満たすか?(開口が 3 横指以上あるか,頤-舌骨間距離が 3 横指以上あるか,舌骨-喉頭隆起距離が 2 横指以上あるか)(図 6-1)
M	Mallampati	マランパチ分類は?(図 6-2)
O	Obesity/ Obstruction	肥満(頸周囲長 40 cm 以上)や気道閉塞はないか?
N	Neck mobility	頸部可動性はあるか?(顎が胸につかない,関節リウマチ,頸椎固定)

- これらに問題があるときは,エラスティックブジーやビデオ喉頭鏡など,入念なバックアッププランを用意しておく必要がある.
- ICU でマランパチ分類を評価している余裕はないことが多いため,M を割愛した "LEON" の評価でも差し支えない.

3) 挿管中に急変するリスクが高くないか (HOP)[1]

H	Hypotension	低血圧
O	Oxygenation	低酸素
p	pH	著明なアシドーシス

- 挿管中に急変しやすいかどうかの評価であり,挿管する術者の決定,使用する薬剤の種類と用量の決定に用いる.
- H:挿管前から低血圧である場合や,挿管後に低血圧になると予

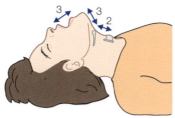

図 6-1 3-3-2 の法則[2)]

Class Ⅰ：口蓋垂がよく見える　　**Class Ⅱ**：口蓋垂の先端が隠れる　　**Class Ⅲ**：軟口蓋と口蓋垂の基部しか見えない　　**Class Ⅳ**：軟口蓋が見えない

図 6-2　マランパチ分類[2)]

想される場合には，事前に昇圧薬の準備や挿管時にケタミンを使用するなどの検討が必要である．高齢者，COPD，挿管前の血行動態不安定，慢性腎不全，急性呼吸不全がリスクとなる．

- **O**：呼吸不全患者，機能的残気量が低下している場合(肥満，妊娠，腸閉塞，腹水)には，挿管中に低酸素になるまでの時間が短い可能性があるため，積極的な前酸素化を行い，最短で挿管できる方法を選択する．
- **P**：著明な代謝性アシドーシスでは，短時間の無呼吸でも，呼吸性代償が働かなくなりアシデミア(酸血症：pH＜7.35)が進行するため，最短で挿管できる方法を選択し，マスク換気をするのであれば分時換気量が多くなるようにする．

- アセスメントで問題がない場合でも，実際に行うと困難なことがあるため，必ず B(Back up plan)，C(Call for help)についてもプランニングを行う．
- **Back up plan**：通常の直視下挿管が困難であった場合，エラス

ティックブジー，ビデオ喉頭鏡，声門上デバイスの使用や，換気ができなくなった場合は即座に輪状甲状靭帯切開を考慮する[1].
- **Call for help**：酸素化も挿管もできないこと（COCI：Cannot Oxygenate, Cannot Intubate）が予測される場合，手技に慣れた麻酔科医や救急医を事前に呼ぶことも必要である．
- 気道管理をする人だけでなく，挿管を介助する人，薬剤を投与する人，モニターを確認する人など，役割分担を事前に決めておく．

3 SOAPMD

- 実際の挿管にあたって，"SOAPMD"を準備する[1].

S	Suction	吸引
O	Oxygenation	酸素化
A	Airway equipment	挿管チューブ，喉頭鏡
P	Pharmacy/Position	薬剤と体位（sniffing position，☞ p49）
M	Monitor device	モニター器具〔パルスオキシメーター，心電図モニター，血圧計，カプノメーター（もしくはEtCO$_2$チェッカー）〕
D	Denture	義歯や動揺歯がないか確認し，外せる義歯は挿管前に外す

4 挿管に必要な器具

- 実際，挿管に必要な器具を以下に示す．これらは，まとめてセット化やチェックリストにしておくと忘れることが少ない．

- バッグバルブマスク（BVM）
- 喉頭鏡とブレード[注1]（#3 と #4，事前にライトがつくか確認）
- 挿管チューブ[注2]（男性なら7.5〜8.5 mm，女性なら6.5〜7.5 mmが基本的だが，上下 0.5 mm のサイズも用意しておく），事前にカフリークがないか確認する
- 鼻咽頭，口咽頭エアウェイ
- バックアッププランに必要な器具
- 固定用の器具もしくはテープ
- バイトブロック
- 聴診器
- 吸引装置，吸引チューブ
- ゼリー

- スタイレット
- カフ用の 10 cc のシリンジ
- カプノメーター(もしくは EtCO$_2$ チェッカー)

注 1) 小児における喉頭鏡のブレードは, 以下の表を参考に選択する[1].

年齢	新生児	1か月～6か月	6か月～2歳	3～4歳	5～10歳	11歳以上
ブレードのサイズ	1.0 直型	1.0～1.5 直型	1.5 直型	1.5～2.0 直型または曲型	2.0 直型または曲型	3.0 直型または曲型

注 2) 小児における気管チューブの選択はさまざまな方法があるが, ここでは最もよく使われていると思われる Cole の式を紹介する.

カフなし気管チューブサイズ (I.D.) = 4 + 年齢 (歳) / 4

カフありの場合, (I.D.) から 0.5～1.0 小さいサイズを選択する. 深さについてもさまざまな方法があるが, (I.D.) に 3 をかける方法が最も簡便.

5 前酸素化

- 挿管を行うと決定した場合, 速やかに酸素投与を開始する.
- 挿管前の前酸素化として, 3 分間の酸素投与もしくは 8 回以上の深呼吸を行う.
- 禁忌がなければ 20～25°のヘッドアップや 30°の逆トレンデレンブルグ位は酸素化の改善に役立つ[4].
- 高流量の酸素投与でも酸素化が改善しない場合, NIV を用いた酸素投与も検討する[5].
- 挿管中の鼻カニュラ (5～15 L/min) や HFNC による酸素投与は, たとえ無呼吸状態であっても, 酸素化が低下するまでの時間を延長できる可能性がある (apneic oxygenation)[5].
- 無呼吸状態では図 6-3 のように, SaO$_2$ は 90 台がしばらく続き (この部分を用いて挿管する), 80 台以降は急激に低下するため, 手技中に SaO$_2$ が 80 台に低下した場合は必ずマスク換気を行って SaO$_2$ の改善を図ることが大切である.

6 前投薬と薬剤

- 挿管に使用する薬剤は表 6-1 (☞ p48) を参照.
- 薬剤をシリンジに吸ったら, 必ず薬剤名と組成を見やすい位置にラベルする (院内で統一された希釈があればそれに準じる).

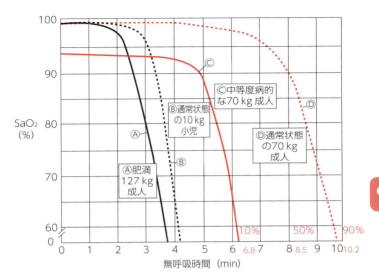

図 6-3 無呼吸時間と酸素飽和度の推移[3)]
注1) 赤字の「10% 6.8min」「50% 8.5min」「90% 10.2min」はサクシニルコリン 1 mg/kg/iv 後の筋弛緩の Twitch height の回復する平均時間

- ABC（Asthma：喘息，Brain：脳圧亢進，Cardiovascular：心不全や心筋梗塞）がある場合は，喉頭展開の刺激による気管支攣縮，脳圧亢進，後負荷の増加を防ぐ目的で，挿管の2～3分前に前投薬（キシロカイン®およびフェンタニルの投与）を行うことがあるが，有効性に対するエビデンスは十分ではない．
- プロポフォール，ミダゾラム，バルビツレート系鎮静薬（チオペンタール，チアミラール）は，血管拡張をきたすため，血圧に予備力がない場合には慎重に投与を行う．
- ケタミンは，内因性カテコールアミンを放出することにより，低血圧にはなりにくく，むしろ血圧は上昇しやすいため，循環動態が不安定な患者に対して用いる．
- ケタミンは，血圧，脈拍上昇をきたすため，虚血性心疾患の患者では注意する．

表6-1 挿管時の薬剤

	薬剤	一般的投与量	効果発現時間 持続時間	注意点
前投薬（必須ではない）	リドカイン（2%キシロカイン®静注用）100 mg/5 mL 喘息または頭蓋内圧亢進患者	1.5 mg/kg	45〜90秒 10〜20分	血圧低下
	フェンタニル 100 μg/2 mL 頭蓋内圧亢進または心不全や急性冠症候群の患者	2〜3 μg/kg	3〜4分 30〜60分	血圧低下，呼吸抑制，徐脈
鎮静薬	プロポフォール（ディプリバン®）500 mg/50 mL	0.5〜2 mg/kg	15〜45秒 5〜10分	血圧低下，血管痛
	ミダゾラム（ドルミカム®）10 mg/2 mL	0.1〜0.2 mg/kg	60〜90秒 15〜30分	血圧低下，呼吸抑制
	バルビツレート系：チオペンタール（ラボナール®）500 mg/20 mL チアミラール（イソゾール®，チトゾール®）500 mg/20 mL	1.5〜3 mg/kg	30秒未満 5〜10分	ポルフィリア，喘息で禁忌，心抑制，動脈内投与禁忌，血管外漏出注意
	ケタミン（ケタラール®静注用）200 mg/20 mL	1.5〜2 mg/kg	45〜60秒 10〜20分	血圧上昇，頭蓋内圧上昇，幻覚，分泌物増加
筋弛緩薬	ロクロニウム（エスラックス®）50 mg/5 mL	0.6〜1.2 mg/kg	90秒（0.6 mg/kg） 60秒（1.0 mg/kg） 45秒（1.2 mg/kg） 30〜75分	アレルギー
	ベクロニウム（マスキュラックス®）10 mg/5 mL	0.1 mg/kg	120〜180秒 45〜60分	効果発現まで長い
	スキサメトニウム 40 mg/2 mL	1 mg/kg	30〜60秒 6〜10分	悪性高熱症，高K血症，急性期熱傷，廃用症候群

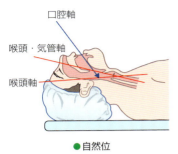

●自然位
臥位のままで水平の状態

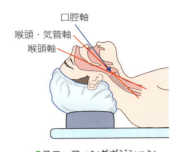

●スニッフィングポジション
目線上に声門が現れ，喉頭展開が容易になる

図6-4 スニッフィングポジション

- ケタミンが頭蓋内圧を上昇させるという説は最近疑問視されており，むしろ血圧低下による脳灌流圧の低下を防ぐために，頭部外傷患者の挿管において有用であるとの意見もある（PMID：16454773）
- 血圧が低い患者，COPDや肺高血圧症が疑われる患者，心機能が低下している患者（血圧が保たれていても）では，陽圧や鎮静薬による血圧低下が起こる可能性があるため，細胞外液（生理食塩液，リンゲル液）の急速投与ができるように，また必要に応じて血管作動薬〔ノルアドレナリン，フェニレフリン（ネオシネジン®），エフェドリン〕を準備する[1]．

7 体位

- 気道確保および喉頭展開における体位の目標は，口腔軸と咽頭軸，喉頭・気管軸を一直線にすることで，頭部を挙上し，頸部を軽度伸展するスニッフィングポジション（図6-4）が望ましい．
- ①外耳孔と胸骨切痕の高さを揃え，②顔面と胸部の前面が天井に水平になっている体位が，気道確保および挿管に適した体位の一例である．
- 頭の下に円座や折りたたんだタオルを数枚置くことで，外耳孔の高さと胸骨切痕の高さを揃えるようにする．

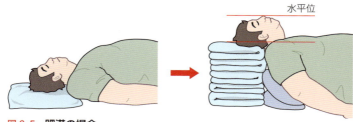

図 6-5 肥満の場合

- 肥満の場合には，さらに肩の下にバスタオルを数枚置けば胸部の前面が天井と水平になり，さらに頭部挙上が容易になる（図 6-5）．
- 成人の場合は頭部を後屈させると，かえって軸のずれと気道狭窄が起こる可能性があるため，もし頭部を後屈させるとしても最小限にとどめる（PMID：20846964）．
- 肩枕のみを使用して頭部を後屈させることは，軸のずれを大きくし，挿管を困難させるため，行うべきではない．

8 換気

- マスク換気が気道管理で最も重要な手技である．
- 片手法（EC 法）は，母指と示指が「C の字」を作るようにしてマスクを保持し，残りの 3 本の指で「E の字」を作るようにして下顎を挙上する（図 6-6）．
- 換気が容易でない場合は必ず 1 人が両手でマスク保持，もう 1 人が換気を行う 2 人法で換気を行う．
- 両手で EC 法を行うよりも，両側の母指球でマスクを圧迫し，下顎を他の指で挙上する方法（母指球筋法）はマスクフィットが強力で疲れにくい（図 6-7）．
- 歯がない場合，マスクがフィットしにくい場合がある．義歯を挿管直前まで入れたり，ガーゼを入れたりすると換気が容易になる．
- 下口唇にマスクの下端を当てるとフィットしやすい（図 6-8）[6]．
- 換気は，薬剤投与前の自発呼吸を目安に行うが，呼吸筋疲労が起

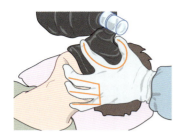
図 6-6　片手法（EC 法）

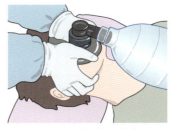
図 6-7　下顎を他の指で挙上する方法（母指球筋法）

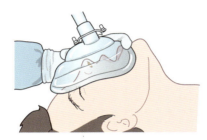
図 6-8　下口唇にマスクの下端を当てる

こっている場合やアシドーシスがある場合には，CO_2 が貯留しないように換気回数を増やす必要がある．
- 舌根沈下で換気が困難な場合は母指球筋法で強力に下顎挙上を行い，ネーザルエアウェイまたはオーラルエアウェイを使用する．
- 正しい体位，母指球筋法，エアウェイの使用で本当に換気できないケースは極めてまれである．
- 本当に換気ができないと判断した場合は，速やかに声門上デバイスの使用または輪状甲状靱帯切開を行う．

9 挿管

- まず，外れる歯がないか確認し，義歯があれば外す．
- 挿管手技の最初の目標は喉頭蓋を見つけること．
- 盲目的にブレードを挿入するのではなく，ブレードを少し進めて

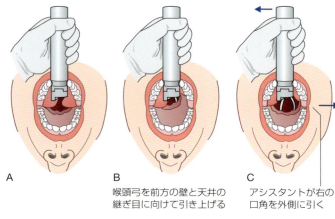

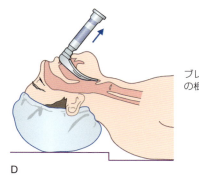

図 6-9 喉頭鏡の挿入方法

は咽頭を展開して位置を確認し,さらに進めては展開することを繰り返しながら,ブレードの先が現在どこにあるのかを確認し,進めていく.
- 開口位で喉頭鏡を舌の右側から挿入し,舌を左側に避けるよう喉頭鏡を正中に移動させながら,下に沿って舌根部まで進める(図6-9).

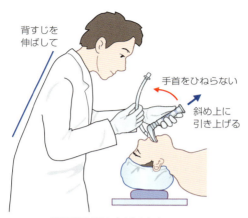

図 6-10 喉頭鏡を引き上げる方向

- 口腔，硬口蓋，軟口蓋，口蓋垂を順に確認しながらブレードを進めていき，喉頭蓋が確認できれば，そのまま喉頭蓋谷までブレードの先端を進める．
- 喉頭蓋谷に先端がひっかかれば，喉頭鏡のハンドルと同じ方向に向けて腕を引き上げ，喉頭蓋を持ち上げる（図 6-10）．
- 喉頭蓋が持ち上がらないときは，ブレードの先端がしっかりと喉頭蓋谷の奥まで進んでいるか，正中から外れてないかを確認する．
- 声門が確認できれば，声門から目を離さず，チューブを右口角から挿入する（図 6-11）．
- 喉頭蓋や声門が確認できない場合，介助者に甲状軟骨を後方（Backward），上方（Upward），右側（rightward）に圧迫する（Pressure），BURP 法（図 6-12）を用いると視野が取りやすくなる．
- 自分の右手を使い，甲状軟骨を操作し視野が確保できる位置を探したうえで，介助者にその位置で甲状軟骨を保持してもらう（ELM：external laryngeal manipulation）（図 6-13）という方法もある．

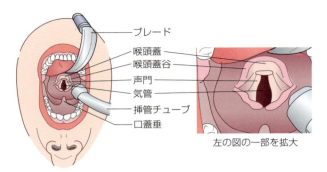

図 6-11 喉頭展開後の視野

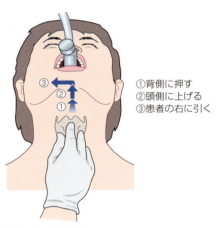

①背側に押す
②頭側に上げる
③患者の右に引く

図 6-12 BURP 法

- 声門をチューブが超えたところでスタイレットを抜去してもらい,声門から約 2〜3 cm 進めたところで留置する.成人では男性は 22〜23 cm,女性は 20〜21 cm 程度で固定を行うことが多い.
- カフを膨らませ,チューブをしっかりと保持しながら固定する.

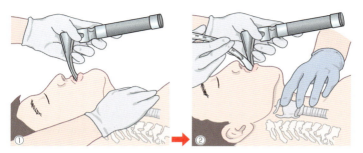

図 6-13 ELM (external laryngeal manipulation)

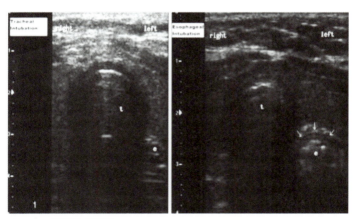

図 6-14 挿管後の確認
左：気管挿管：高輝度のチューブが気管内に描出され，食道は虚脱して目立たない．
右：食道挿管：気管内に高輝度のチューブは描出されず，気管の後方に食道が描出されている．

- 歯がある場合，バイトブロックを挿入しておく．

10 確認

- 挿管後の確認（図 6-14）としてまず視診を行う．胸郭の挙上に加え，気管チューブのくもりを確認する．

- 心窩部，左上胸部，右上胸部，左側胸部，右側胸部の5点で聴診する．
- カプノグラフィーもしくは CO_2 チェッカーにより気管内にあることを確認する．
- 食道挿管であっても，はじめの数回は CO_2 が検出されることがあるので，注意する．
- 心肺蘇生後や喘息重積発作など重度の気管狭窄をきたした疾患，重症肺塞栓症では呼気 CO_2 濃度が減少するため，偽陰性になることがある．
- 輪状甲状靱帯上もしくは胸骨上切痕上で経気管エコーを行うことにより迅速に気管挿管かどうかを診断できる[11]．
- 胸部X線で，位置を確認し，必要であれば調整し，再固定する．

● 参考文献
1) 志賀 隆・林 寛之監修，則末泰博ほか編集：必勝！気道管理術．ABCははずさない．秀潤社，2015
2) Reed MJ, et al：Emerg Med J. 2005 Feb；22(2)：99-102(PMID：15662057)
3) Benumof JL：Anesthesiology. 1997 Oct；87(4)：979-982(PMID：9357902)
4) Frerk C, et al：Br J Anaesth. 2015 Dec；115(6)：827-848(PMID：26556848)
5) Mosier JM, et al：Intensive Care Med. 2017 Feb；43(2)：226-228 (PMID：26556848)
6) Racine SX, et al：Anesthesiology. 2010 May；112(5)：1190-1193(PMID：20395823)
7) Sagarin MJ, et al：Ann Emerg Med. 2005 Oct；46(4)：328-336(PMID：16187466)
8) Tran DTT, et al：Rocuronium versus succinylcholine for rapid sequence induction intubation(Review) SUMMARY OF FINDINGS FOR THE MAIN COMPARISON. 2015
9) Zornow MH, et al：Reversal of Profound Neuromuscular Block by Sugammadex Administered Three Minutes after Rocuronium. pdf. 2015：1020-1025
10) Algie CM, et al：Cochrane Database Syst Rev. 2015 Nov；18(11)：CD011656 (PMID：26578526)
11) Das SK, et al：Can J Anaesth. 2015 Apr；62(4)：413-423(PMID：25537734)
12) Apfelbaum JL：Anesthesiology. 2013 Feb；118(2)：251-270(PMID：23364566)
13) Society J, et al：J Anesth. 2014 Aug；28(4)：482-493(PMID：24989448)

〔鍋島正慶〕

> **Column** RSI(rapid sequence intubation)
>
> - RSIは，鎮静薬と筋弛緩薬をほぼ同時に投与し，できるだけマスク換気を行わずに短時間で気管挿管をする方法である．
> - 筋弛緩による開口，喉頭展開が容易になり，良好な視野が得やすく，嘔吐反射も消失するため，気管挿管の失敗や合併症が減る[7]．
> - ERやICUでは，筋弛緩を使った気管挿管を一般的にRSIと呼ぶことが多い．
> - 米国ではERやICUにおける通常の挿管で広くデフォルトとして行われている．
> - 自発呼吸が消失するため，酸素飽和度が下がり始めると，マスク換気を行わなければならない．
> - 換気も挿管もできないCOCI(Cannot Oxygenate Cannot Intubate)の可能性が高くなる"MOANS"(☞ p42)で問題がある場合には，慎重に行うべきである．
> - "HOP"(☞ p43)に問題がある場合，挿管手技に伴う短時間の無呼吸でも，低酸素血症の進行や，アシドーシスの悪化を認めることがあるため，慎重に行うべきである．
> - RSIでは伝統的に胃内容逆流防止のためにSellick手技と言われる輪状軟骨を後方に押す方法が勧められてきたが，誤嚥を防ぐ十分なエビデンスはなく，視野の悪化や挿管失敗を招く可能性もある[10]．

7章 設定の基本知識

基本知識

- 絶対的に優れているとされるモード・呼吸器設定は存在せず，個々の患者にとって最も楽で，かつできるだけ人工呼吸器関連肺傷害(VALI, ☞p172)を防ぐような設定を心がける．
- 基本モードに関しては8章(☞p64)を参照．モードは慣れているものでよいが，気管挿管後に人工呼吸器を開始する際のモードは，アシストコントロールモード(AC-VCVもしくはAC-PCV)にする．
- ARDSの有無にかかわらず，高1回換気量になるような呼吸器設定を避ける．
- ARDSの有無にかかわらず，プラトー圧が30 cmH$_2$O以下になるようにする．
- Auto PEEPが発生しないように，呼吸数と吸気時間を設定する．

1 酸素化に関連する設定(F_IO_2とPEEP) (☞10章, p94)

- 人工呼吸器管理において，酸素化に影響する因子は，F_IO_2(吸入気の酸素濃度)と平均気道内圧である．
- 高い気道内圧により虚脱した肺胞を開放することができる条件下では気道内圧の上昇が酸素化の改善に役立つ．
- 人工呼吸器設定において，平均気道内圧に大きく寄与しているものがPEEP(呼気終末陽圧)である．
- 肺の虚脱を防ぐために，最低でも5 cmH$_2$OのPEEPをかける．
- 酸素化の目標は，PaO_2 55〜80 mmHg, $Sp(a)O_2$ 88〜95%とする[1]．
- 酸素化に応じて，表7-1，7-2を参考にF_IO_2とPEEPを交互に上げていく．
- 重要なことは，**必要最低限なF_IO_2と必要十分なPEEP**である．
- 各F_IO_2に対してPEEPが低めに設定されている表7-1と，高め

表 7-1 F_IO_2 に対して PEEP が低めに設定されている対応表 [1)]

Lower PEEP/higher F_IO_2

F_IO_2	0.3	0.4	0.4	0.5	0.5	0.6	0.7	0.7
PEEP	5	5	8	8	10	10	10	12
F_IO_2	0.7	0.8	0.9	0.9	0.9	1.0		
PEEP	14	14	14	16	18	18〜24		

表 7-2 F_IO_2 に対して PEEP が高めに設定されている対応表 [1)]

Higher PEEP/lower F_IO_2

F_IO_2	0.3	0.3	0.3	0.3	0.3	0.4	0.4	0.5
PEEP	5	8	10	12	14	14	16	16
F_IO_2	0.5	0.5〜0.8		0.8	0.9	1.0	1.0	
PEEP	18	20		22	22	22	24	

に設定されている表 7-2 があり,これらは ARDS 患者を対象に作成されたものであるが[1)],PEEP が低めに設定されている表は ARDS 以外の患者にも適用できる(同様の表を p103, p151 にも掲載).

- PEEP が高めに設定されている表 7-2 は中等症以上の ARDS(P/F 比≦200)に対して用いることが提案されている.
- 最適な PEEP の値とは,許容できる循環動態,許容できる酸素化,肺の虚脱予防の 3 つが達成できる値である.
- F_IO_2 または PEEP のどちらかだけが高いという状況,例えば F_IO_2 が 0.8 であるのに PEEP が 5 cmH$_2$O ということは,特殊な場合を除いてはない.
- PEEP によって虚脱した肺胞が開放せずに正常な肺胞領域のみが引き伸ばされている場合,右-左シャントがある場合は,PEEP を上げることにより酸素化が低下することがある.PEEP の上昇と酸素化の低下の因果関係が明らかな場合は F_IO_2 との対応表にこだわらず,高い F_IO_2 でも PEEP を下げる必要がある.

表 7-3　身長と性別による理想体重の計算と 1 回換気量の早見表

・男性：50＋0.9×〔身長(cm)－152〕(kg)
・女性：45.5＋0.9×〔身長(cm)－152〕(kg)

	男	8 mL/kg	6 mL/kg	女	8 mL/kg	6 mL/kg
180 cm	75 kg	600 mL	450 mL	70 kg	560 mL	420 mL
170 cm	66 kg	528 mL	396 mL	61 kg	488 mL	366 mL
160 cm	56 kg	448 mL	336 mL	51 kg	408 mL	306 mL
150 cm	50 kg	400 mL	300 mL	45 kg	360 mL	270 mL

2　換気に関連する設定（1 回換気量と呼吸回数）
（☞ 11 章，p110）

- 人を含む哺乳類の標準的な 1 回換気量は，6 mL/kg 程度であると言われている[2]．
- 1 回換気量については，ARDS の有無にかかわらず，**6～8 mL/kg をターゲット**として，高 1 回換気量を避けることを心がける．
- ARDS 患者については，1 回換気量を 6 mL/kg と 12 mL/kg にした 2 群を比較した RCT（ARMA study）にて，6 mL/kg 群が院内死亡率を改善させたという研究[3]より，4～8 mL/kg の 1 回換気量が推奨されている．残された正常肺領域が小さければ小さいほど，少ない 1 回換気量にする必要がある．
- 非 ARDS 患者についても，ARDS 以外で人工呼吸器管理をされている患者を対象としたメタ解析[4]にて，6～8 mL/kg の低 1 回換気量の群のほうが高 1 回換気量にしていた群と比較して肺傷害の発生率が低いという結果より，高 1 回換気量を避ける必要がある（2018 年に報告された RCT では，非 ARDS 患者において，4～6 mL/kg と 8～10 mL/kg の 1 回換気量での管理を比較するも，人工呼吸器期間は変わらなかったと報告された[5]．少なくとも 10 mL/kg 以上にはしないほうが良いと考える）．
- 1 回換気量を決める際の体重は実測体重ではなく，理想体重で計算する．体が太っても，「肺は太らない」．理想体重の計算および対応する 1 回換気量については表 7-3 を参考にしてほしい．
- **VCV では直接 1 回換気量を設定，PCV では圧を設定して 1 回換気量が適切になるようにする．**
- どれくらい換気が行われているかの指標は，**分時換気量**と**血液ガ**

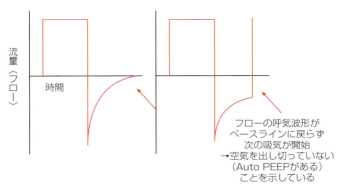

図 7-1 Auto PEEP がないか，フローの呼気波形に注目

スの $PaCO_2$(動脈血炭酸ガス分圧)である．
- **分時換気量＝1回換気量×呼吸回数**であるので，まず 1 回換気量を設定し，$PaCO_2$ を見ながら適切な分時換気量になるように呼吸回数を設定する．
- 適切な分時換気量には個人差があるため，気管挿管後できれば $PaCO_2$ を測定し($EtCO_2$ を参考にしてもよいかもしれない)，$PaCO_2$ が低ければ呼吸回数を少なくし，$PaCO_2$ が高ければ呼吸回数を多くして $PaCO_2$ 35〜45 mmHg を目標とする．

3 初期設定の際の注意点(プラトー圧と Auto PEEP)

- 圧による肺傷害を避けるために，空気を入れ終わった際(吸気ポーズ中)に**肺にかかる圧(プラトー圧)は 30 cmH₂O 以下**になるように注意する(☞ 12 章，p116)．
- フローの呼気波形に注目し，息を吐き切っていないのに吸い始めていないか(**Auto PEEP がないか**)に注意する(図 7-1)．呼気の波形が基線に戻る前に吸気が始まっていれば Auto PEEP があると判断する．特に，息を吐くのに時間がかかる喘息や COPD の患者に起きやすい．
- Auto PEEP がある場合は，呼気に費やす時間を長く確保できるように設定を変更する．具体的には呼吸数を少なくする，吸気時間設定を短くする(VCV の場合は流速を速くする，矩形波にす

る，1回換気量を少なくする）といった対応である（☞ 15章-3, p156）．
- Auto PEEP はミストリガーの原因となる（☞ 18章, p178）．
- 重症の閉塞性疾患の場合は Auto PEEP を完全にはなくすことができないことも珍しくないため，「Auto PEEP を最小限にする」ことを目標とする．

4 トリガーの設定

- 人工呼吸器からの送気を開始する合図となるのがトリガーである．
- 一定時間，自発呼吸がない場合は，設定した呼吸回数に従って強制的に送気を行う（**時間トリガー**）．自発呼吸がある場合は，患者の吸気の開始を人工呼吸器が感知して送気を開始する（**患者トリガー**）．
- 患者トリガーの感知の仕方は2通りあり，**圧トリガー**と**フロートリガー**である．
- 患者による吸気の開始は横隔膜や肋間筋などの呼吸筋によって胸腔内および気道内を陰圧にして，患者方向への空気の流れが生じて起こる．この気道内の陰圧を感知するのが**圧トリガー**，患者への空気の流れを感知するのが**フロートリガー**である．
- 以前はフロートリガーのほうが，感度がよいとされていたが，近年の人工呼吸器の進歩により圧トリガーとフロートリガーの感度は変わらないとされている（それでも実際にはフロートリガーが使用されることが多いと思われる）．
- **初期設定は，圧トリガー −1〜2 cmH$_2$O，フロートリガー 2〜3 L/min．**
- トリガーによる非同調は，人工呼吸器の感度が鈍く患者の吸気努力を認識しない**ミストリガー**と，感度が鋭く吸気努力でない変動（心拍）を吸気努力と勘違いしてトリガーしてしまう**オートトリガー**がある（☞ 18章, p180）．

● 参考文献
1) NIH NHLBI ARDS Clinical Network Mechanical Ventilation Protocol Summary

http://www.ardsnet.org/files/ventilator_protocol_2008-07.pdf
2) Tenney SM, et al：Nature. 1963 Jan；197：54-56(PMID：13980583)
3) Acute Respiratory Distress Syndrome Network, et al：N Engl J Med. 2000 May；342(18)：1301-1308(PMID：10793162)
4) Serpa Neto A, et al：JAMA. 2012 Oct；308(16)：1651-1659(PMID：23093163)
5) Writing Group for the PReVENT Investigators, et al：JAMA. 2018 Nov；320(18)：1872-1880(PMID：303572)

（片岡　惇）

8章 基本モード

基本知識

- 人工呼吸器は患者が呼吸努力をしなくても強制的に気道内に空気を送り込める(強制換気).
- 強制換気が開始されるためのトリガーは時間である.
- 人工呼吸器は患者の吸気に合わせて送気することで自発呼吸を補助できる(補助換気).
- 補助換気が開始されるためのトリガーは患者の吸気努力である.
- 空気の送り込み方(送気方法)には,**従量式(VCV),従圧式(PCV),圧補助(PSV)**の3つがある.
- 人工呼吸器は設定した目標が達成されたときに送気を終了することによって1サイクルを終了するが,目標として設定される変数はVCVでは1回換気量,PCVでは送気時間,PSVでは吸気流量である.
- 「サイクル」または「サイクリング」という言葉は「送気終了のタイミング」と同義で用いられることが多い.
- 送気方法と送気パターンの組み合わせである基本モードは,**アシストコントロールモード(A/C),SIMV,自発呼吸モード(CPAP±PS)**の3つである.

1 送気方法

1) 従量式(VCV:Volume control ventilation)

- 設定した**1回換気量(Vt:tidal volume)を目標**として送気を行う.設定した1回換気量を送り込んだら送気が終了する(ボリュームサイクル).
- **1回換気量が保証される**のがVCVのメリットである.
- **気道内圧が変動するため,気道内圧をモニタリングする必要がある**.肺・胸郭コンプライアンスが低い場合や,気道抵抗が高い場合は,高圧になる.

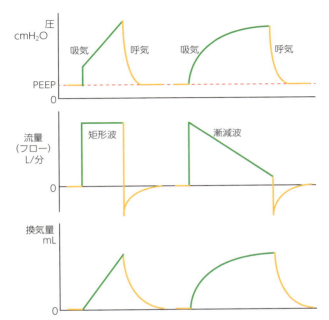

図 8-1 VCV の矩形波と漸減波

- 目標の 1 回換気量への送気パターンには，一定の速さで送気する**矩形波**と，徐々に流量を落としていく**漸減波**がある（図 8-1）．
- 人間の吸気パターンは吸い始めから徐々に吸気流量が減少していく漸減波に近いため，選択可能であれば漸減波を選択する（図 8-2）．自発呼吸がある場合，矩形波であると同調性が悪い．
- 人工呼吸器の機種により，**送気時間**を設定する機種（それにより送気流量が決まる）と，**送気流量**を設定する機種（それにより吸気時間が決まる）があるが，どちらも結果的には設定した 1 回換気量を送気する．
- 矩形波・漸減波ともに，**吸気ポーズ**を行うことで，**プラトー圧**（P_{plat}）を測定できる．気道抵抗を測定するためには矩形波にする必要がある（☞ 12 章，p116）．
- 圧傷害（barotrauma）を防ぐために，P_{plat} が 30 cmH$_2$O 以下になる

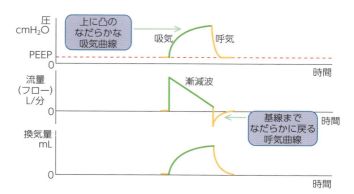

図 8-2 漸減波における正常なグラフィックの特徴

ように設定する.
- 患者努力でトリガーされて送気が開始されること以外の動作は完全に人工呼吸器からの一方通行のモードであるため,自発呼吸がある患者との同調性は悪い.

> **流量の設定の仕方**
> 初期設定は,40～60 L/min で設定する.
> - 閉塞性肺障害の患者で,呼気時間を確保するために吸気時間を短くしたい場合には,流量を速く設定する.また,図 8-1 のように矩形波のほうが吸気時間は短くなる.
> - VCV における圧曲線が,上に凸のなだらかな吸気曲線(図 8-2)ではなく,凹んだ形をしている場合は,本人が望む流量に対して設定流量が不足していることを示す(この非同調を「サギング」と呼ぶ. ☞ 18 章, p184).この形が認められたときは,設定流量を速くしてみる.実際には,患者の吸気速度に合わせることが難しく,VCV は PCV と比較して患者との同調性が悪いと言われるゆえんである.

2)従圧式(PCV:Pressure control ventilation)
- 設定した圧が気道にかかるように送気を行う.設定した時間が終了すれば,送気が終了する(time cycle).

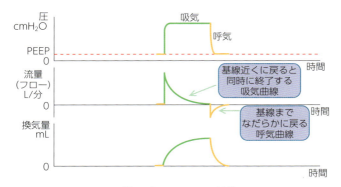

図 8-3 PCV における正常なグラフィックの特徴

- 圧が保証されるのが PCV のメリットである（図 8-3）．
- PCV では吸気圧 + PEEP = 最高気道内圧[注1]となるので，**吸気圧 + PEEP が 30 cmH$_2$O 以下になるように設定する**．

注1) 吸気終末ですでに吸気流量が 0 であれば（フロー曲線が基線に戻っていれば），「ピーク圧＝プラトー圧」である．差があったとしても，「ピーク圧＞プラトー圧」であるので，強制換気下では吸気圧 + PEEP が 30 cmH$_2$O 以下になるような設定にしておけばよい（そうしておけば PCV の場合，プラトー圧を測定する必要はない）．ただし，気道内圧は患者自身が吸気努力により肺を外側から引っ張っている陰圧，または外側から押している陽圧を測定していないため，自発呼吸がある場合は気道内圧だけでは実際に肺にかかっている圧を測定できていないことに注意が必要である（☞ 19 章，p187）．

- **1 回換気量が変動するため，1 回換気量をモニタリングする必要がある**．圧が一定であるため，肺・胸郭コンプライアンスが低い場合や気道抵抗が高い場合に，低 1 回換気量となる．逆に，患者の吸気努力が強ければ，高 1 回換気量となる．
- 1 回換気量を増加させようと考えた場合，吸気終末に吸気流量がゼロでなければ，吸気圧を上げるのではなく，**吸気時間を長くするだけで 1 回換気量は増加する**[注2]．

注2) 吸気終末で吸気流量が 0 でなければ（フロー曲線が基線に戻っていなければ），人工呼吸器側の気道内圧のほうが肺胞圧に比べてまだ圧が高く，平衡状態に達していないために肺胞側に空気が流れ続けていることを意味しており，

表 8-1　VCV と PCV の比較

	VCV（従量式）	PCV（従圧式）
1 回換気量	設定	変動
吸気圧	変動	設定
プラトー圧	変動	・吸気圧以下 ・吸気フローが基線まで戻っていれば吸気圧とプラトー圧は等しい
フローパターン	設定（矩形波 or 漸減波）	変動
最大流量	設定	変動
吸気時間	設定（流量を設定することで間接的に）	設定

吸気時間をさらに長くすることで 1 回換気量は増加する．
- 気道内圧を設定圧に保つように吸気流量を調節するので，患者の吸気努力に合わせた吸気流量となり，**同調性が VCV と比較するとよい**．VCV と PCV の比較を表 8-1 に示す．

3) 圧補助（PSV：Pressure support ventilation）
- 患者の**自発呼吸があることが前提**となる．
- PSV では患者が吸気を終了したいときに送気を終了することを目的としている．
- 人の自発呼吸の吸気流量は吸気開始時が最大で徐々に下がっていく．
- 患者の吸気努力をトリガーし，患者が吸気努力をしている間は設定した圧が気道にかかるように吸気サポートを行い，**患者の吸気流量（速度）が一定以下になったらサポートを終了する**（flow cycle）．
- 通常は吸気開始直後の吸気流量が最大であり，その後は徐々に低下していく．患者の吸気流量がどれくらいまで低下したら人工呼吸器からの送気を終了するかの設定をターミネーションクライテリアと呼ぶ．
- ターミネーションクライテリアは**吸気流量が最大吸気速度（つまり吸気開始時）の何％になったときに終了するか**で設定する．
- ターミネーションクライテリアの呼び名は人工呼吸器の機種によって異なり，例えば Puritan Bennett™ 840（☞ p2）では Esens

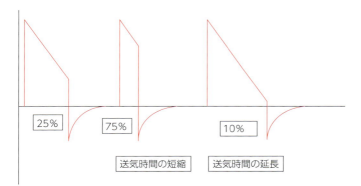

図 8-4　Esens の設定による送気時間の変化

と呼ばれるが，Esens＝25％と設定すれば，患者の吸気速度が最大吸気速度の 25％まで落ちてきたら送気を終了するということになる．

- Esens を高く設定すれば送気時間は短くなり，低く設定すれば送気時間は長くなる（図 8-4）．
- 1 回換気量，吸気流量，吸気時間，換気回数は患者自身が決めることになる．
- 患者の吸気努力との同調性は PCV よりもさらによい．
- 吸気の開始から終了まで吸気努力が必要となるため，理論的には PCV よりも呼吸仕事量は増える．ただし，PS が高く，オーバーアシストしている場合は，患者が人工呼吸器からの送気をトリガーした直後に吸気努力を止めても 1 回換気量が保たれることがあり，その場合は呼吸筋の萎縮を助長する．

2　モード

1）A/C（アシストコントロール）

- 患者の自発呼吸がなければ設定した送気方法で**強制換気**を行い（**コントロール**），自発呼吸があれば患者の自発呼吸をトリガーして設定した送気方法で**補助換気**を行う（**アシスト**）．
- 設定した呼吸回数が 10 回/min であれば，最後の呼吸が終了して

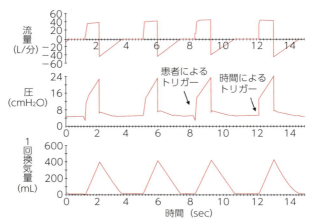

図 8-5 AC-VCV での呼吸パターン

から 6 秒間自発呼吸がなければ強制換気を行い，その間に自発呼吸があれば補助換気を行う．強制換気，補助換気にかかわらず，最低限設定した呼吸回数が保証されるように換気を行う．
- 強制換気，補助換気どちらでも，設定した送気方法でサポートを行うため，フルサポートであるといえる．**急性呼吸不全で気管挿管直後の人工呼吸器管理など，基本的に人工呼吸器の開始モードはフルサポートである A/C にする**（図 8-5）．
- 送気方法は従量式（VCV）か従圧式（PCV）であり，A/C-VCV，A/C-PCV のどちらかを設定する．

A/C-VCV の初期設定例
- **1 回換気量**：6〜8 mL/kg（理想体重）の範囲で設定（例えば理想体重が 60 kg なら 450 mL）
- **流量**：40〜60 L/min（流量が速ければ吸気時間が短くなり，遅ければ長くなる．吸気時間を設定する機種もある．）
- **波形パターン**：選択ができるのであればより自発呼吸に近い漸減波（矩形波のほうが吸気時間が短くなる）
- **換気回数**：10〜16 回（30〜60 分後の pH および $PaCO_2$ に合わせて変更する）
- **PEEP**：5〜10 cmH_2O

- **F_IO_2**：100%から開始してSpO₂が94%以上を保てる範囲で徐々に下げる
- **患者次第で変動する(呼吸器で設定できない)パラメーター**：ピーク圧，プラトー圧

A/C-PCVの初期設定例
- **吸気圧**：5～15 cmH₂Oで開始し，1回換気量が6～8 mL/kg（理想体重）となるように設定を変更する．吸気圧＋PEEP≦30 cmH₂Oになるように設定する．
- **吸気時間**：0.8～1.5秒で開始し，吸気の流量波形が基線近くに戻ってきたら送気が終了するように設定を変更する．
- **換気回数**：10～16回（30～60分後のpHおよび$PaCO_2$に合わせて変更する）
- **PEEP**：5～10 cmH₂O
- **F_IO_2**：100%から開始してSpO₂が94%以上を保てる範囲で徐々に下げる
- **患者次第で変動する(呼吸器で設定できない)パラメーター**：1回換気量，吸気流量

2) SIMV (synchronized intermittent mandatory ventilation)

- A/Cと自発呼吸モードの中間といえる．
- 患者の自発呼吸がない場合，または自発呼吸の回数が設定した呼吸回数よりも少ない場合は，A/Cと同じである．
- 自発呼吸の回数が設定した呼吸回数よりも多ければ，上回る分は患者が吸気の開始と終了を決める自発呼吸（CPAP±PS）を行う．
- 設定する呼吸回数が少なければ少ないほど，自発呼吸回数が増えるので，患者の呼吸仕事量は増加する（図8-6）．
- 送気方法は従量式（VCV）か従圧式（PCV）であり，SIMV-VC，SIMV-PCのどちらかを設定する．自発呼吸については，PSを付加できる（付加しなければCPAPとなる）．
- 成人の人工呼吸器管理において，モードがSIMVでなければならない状況はない．急性期でサポートをしたければA/Cにすればよく，回復期や離脱前であればPSVなどの自発呼吸モードにすればよい．

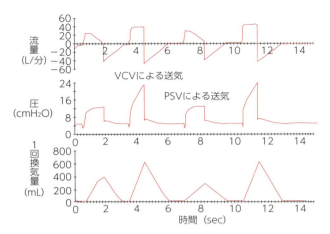

図 8-6 SIMV での呼吸パターン

- 設定換気回数を減らしていくことで自発呼吸モードに徐々に近づけていくというコンセプトでウィーニングを目的として開発されたが,毎日自発呼吸トライアル(SBT)を行うよりも呼吸器離脱までの期間が長くなることが報告されている[1].
- 患者にとっては,次回の吸気で人工呼吸器から供給される送気様式が自発呼吸モードであるか,PCV や VCV などの設定された送気様式であるかの予想がつかず,同調性は優れていない.

3) 自発呼吸モード(CPAP±PS)

- 患者自身がすべての呼吸の開始(トリガー)と終了(サイクリングまたはターミネーション)を決めるものを自発呼吸モードという(図 8-7).
- CPAP(continuous positive airway pressure)は,呼吸サイクルを通して設定した一定の陽圧をかけるものである.人工呼吸器が送気を行うことでの吸気補助は行っていない.
- 急性疾患の安定期や術後の抜管前など,自発呼吸があり,循環動態が安定しているときに用いることが多い.
- 挿管チューブによる気道抵抗による呼吸仕事量の問題があるた

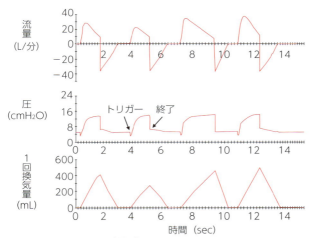

図 8-7 CPAP+PS での呼吸パターン

め，一般的には「自発呼吸テスト」でも CPAP を単独で用いることは少ない．伝統的には 5 cmH$_2$O 程度の PS をかけることで，挿管チューブの気道抵抗分を補助できると考えられているが，5 cmH$_2$O ではオーバーアシストである可能性がある．

- 人工呼吸器からの離脱の可否を判断する SBT は CPAP 5 cmH$_2$O や，CPAP 5 cmH$_2$O + PS 5 cmH$_2$O で行われることが多い．

CPAP+PS の標準設定例
- サポート圧(PS)：5〜15 cmH$_2$O で開始し，患者の吸気努力や呼吸回数，1 回換気量を観察して，適切なサポートになるように変更する．
- ターミネーションクライテリア：25％，呼吸器によっては 25％で固定されているものもある．設定できるのであれば，患者と流量波形を観察して患者と同調するように設定する（☞ 18 章, p177）．
- PEEP：5〜10 cmH$_2$O
- F$_I$O$_2$：100％から開始して SpO$_2$ が 94％以上を保てる範囲で徐々に下げる

- **患者次第で変動する(呼吸器で設定できない)パラメーター：**
  1回換気量，吸気流量，吸気時間，呼吸回数

● 参考文献
1) Esteban A, et al : N Engl J Med. 1995 ; 332(6) : 345-350(PMID : 7823995)

(片岡 惇)

Column 立ち上がり時間

　PCやPSを選択した際に，どのぐらいの時間で設定した吸気圧に到達させるかが，「立ち上がり時間」である．

　呼吸器により，時間そのものを設定するものと，％を設定するものがある．

　呼吸器のデフォルトの設定で問題がないことが多いが(時間設定の呼吸器であれば0.2秒，Puritan Bennett840であれば50％)，圧の立ち上がりが速すぎる(設定した圧に達するまでの時間が短すぎる)と圧波形にオーバーシュートが出現するので，その場合は立ち上がり時間を長くするか％を下げる．

9章 その他のモード

基本知識

- ここで扱うモードはいわば発展編である．基本モードよりも患者のアウトカムを改善したという質の高いエビデンスはないため，これらのモードでなければならない状況は今のところほとんどない．しかし適切に使用すれば基本モードよりも優れている場合があるため，知っておいて損はない．
- PRVC は，設定した目標1回換気量を達成するように，人工呼吸器が自動的に吸気圧を調節するモード．
- APRV は高い圧をかけて肺をリクルートメントしながら換気を維持することを実現したモード．
- PAV と NAVA は，患者の吸気努力に応じたサポートを行い，患者と人工呼吸器の同調性を改善することを目指したモード．
- Smartcare/PS と ASV は，自動ウィーニングシステムにより呼吸器離脱を目指すモード．

1 PRVC (Pressure Regulated Volume Control)

- 人工呼吸器によりモード名が異なる．

搭載呼吸器とモード名
Puritan Bennett 840/980：VC+
Evita シリーズ：AutoFlow（☞ Column, p78）
その他：PRVC

- VCV の「1回換気量をコントロールできる」という利点と，PCV の「患者の吸いたい吸気流量に合わせて送気ができるため，同調性がよい」という利点を組み合わせたモードである．
- 基本的な送気方法は PCV と同じで，一定の吸気圧で設定された時間送気を行う．
- PCV との違いは，設定した目標1回換気量を達成するように，人工呼吸器が自動的に吸気圧を調節する，という点である．

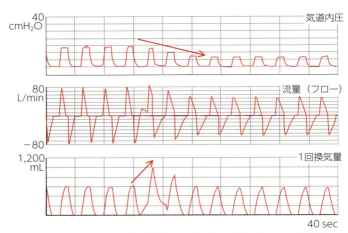

図 9-1　PRVC における患者の吸気努力が上がった際のサポート圧の変化[1]
コンプライアンスがよくなる，もしくは患者の吸気努力が上がると，1 回換気量が増えるので吸気圧（サポート圧）が低くなる（設定 1 回換気量 600 mL）．

- つまり，実際の 1 回換気量が目標 1 回換気量に足りなければ吸気圧を上げ，実際の 1 回換気量が目標 1 回換気量よりも多ければ吸気圧を下げる．これを 1 呼吸ごとに行ってくれる．
- 患者の吸気努力が大きければ，1 回換気量が多くなるので，吸気圧を下げる（図 9-1）[1]．コンプライアンスが悪くなれば，それまでの吸気圧では 1 回換気量が少なくなるので，吸気圧を上げる（図 9-2）[1]．
- コンプライアンスが悪い場合には，設定圧が高くなりすぎる場合があるため，VCV 同様，吸気圧を適切にモニタリングする必要がある．
- 気道抵抗が高い場合にも，設定圧が高くなるため，Auto-PEEP の発生に注意する必要がある．
- 最も注意すべきは，患者の吸気努力が強い場合である．肺疾患の急性期には患者が苦しくて強い吸気努力があるために 1 回換気量が多くなることはしばしばあるが，本来であれば適切な圧サポートを行うべきであるのに人工呼吸器は逆に 1 回換気量を調整しよ

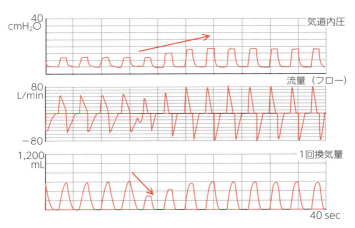

図 9-2 PRVC における，患者の吸気努力が下がった際のサポート圧の変化[1]
コンプライアンスが悪くなる，もしくは患者の吸気努力が下がると，1 回換気量が減るので吸気圧（サポート圧）が高くなる（設定 1 回換気量 600 mL）．

うと吸気圧を下げてしまう．代謝性アシドーシスの代償や呼吸困難感のため吸気努力が強くなっている患者には適さないモードである．
- 予定手術後で麻酔が覚める前の患者に最も適している．

PRVC の設定例
- **1 回換気量**：6〜8 mL/kg（理想体重）の範囲で設定（例えば理想体重が 60 kg なら 450 mL）
- **吸気時間**：0.8〜1.5 秒で開始し，吸気の流速波形が基線近くに戻ってきたら送気が終了するように設定を変更する．
- **換気回数**：10〜14 回（$PaCO_2$ に合わせて変更する）
- **PEEP**：5〜10 cmH$_2$O
- **F$_I$O$_2$**：100％から開始して SpO$_2$ が 94％以上を保てる範囲で徐々に下げる
- **患者次第で変動する（呼吸器で設定できない）パラメーター**：ピーク圧，吸気流速

2 PSV以外の自発呼吸モード
1)(A)TC(Automatic Tube Compensation)
- 抜管されて気管チューブによる気道抵抗がない状態を擬似的に作り出すことを目的としたモードである.
- 自発呼吸に対して気管チューブの抵抗を補う分だけサポート圧をかけてくれる.
- ストローをくわえて吸気することを想像すると,ゆっくり吸気を行えば抵抗はほとんど感じないが,速く吸気を行うと強い抵抗を感じる.ATCモードではこの気道抵抗を打ち消すために患者が速く吸えばサポート圧を上げ,ゆっくり吸えばサポート圧を下げる.
- 設定の際は,チューブの種類(気管チューブか気管切開チューブか)と太さを選ぶ.患者の吸気流速とチューブの気道抵抗から,サポート圧を人工呼吸器が自動で決定する(ΔP_{aw}=チューブ抵抗

> **Column** EvitaシリーズにおけるAutoFlow
>
> Evitaシリーズ(☞ p6)では,PRVC(AutoFlow)を1つの設定モードではなく,VCVに付加設定する方法をとる.EvitaシリーズではVCVにおいて漸減波を選択することができないため(矩形波での送気しかできない),患者の自発呼吸がありVCVのまま同調性をよくするにはAutoFlowを設定するしかない.しかし,それはモードをVCVとは送気方法がまったく異なるPRVCに変更する,ということである.

> **Column** EvitaシリーズにおけるATC
>
> Covidien社のPB840/980では自発呼吸モードの1つとしてTCを選択するが,Evitaシリーズ(☞ p6)では付加設定としてATCを設定するため,すべての換気モードにATCを付加できる.しかしACモードやCPAP+PSにATCを付加することで想定以上の過剰サポートになることがあり注意する.基本的にはCPAPに付加された自発呼吸モードの1つとして捉えるほうがよい.
> EvitaシリーズのATCは吸気・呼気どちらにもTCサポートを付加できるが,PB840/980では吸気のみのサポートである.

×Flow[2]）．
- 設定する際は，計算された必要な圧の何％をサポートするかを設定できる．補償レベルの設定により呼吸筋トレーニングになるとしているが，通常100％サポート以外は用いない．
- SBTの際に，CPAP＋PSとATCのどちらを用いるかを比較した研究はあるが，CPAP＋PSと比較し特に有利な点はなかった[2]．

2) VS（Volume Support）
- 基本的な送気方法はPSVと同じで，患者の吸気努力をトリガーし，一定の圧でサポートを行い，患者の吸気速度が一定速度以下になったら送気を終了する（flow cycle）．
- PSVとの違いは，設定した目標1回換気量を達成するように，人工呼吸器が自動的に吸気圧を調節する，という点である．
- **PRVCのPSV版**であるといえる．注意点はPRVCと同じである．

3 APRV（Airway Pressure Release Ventilation）
- **APRVは，虚脱した肺胞をリクルートするために気道内圧のベースラインを高圧相としたCPAPモードである．**
- 高圧のCPAP（通常20～30 cmH$_2$O）での**自発呼吸を残しつつ**，換気量を確保するために（高圧時の自発呼吸だけでは十分な換気ができないことが多い），定期的に高圧を短時間（通常は1秒以下）開放することで換気を行う．
- **高圧を開放する回数と高圧相での自発呼吸が分時換気量を規定する**ことになる．
- APRVの圧波形とフロー波形を示す（図9-3）．
- APRVの主な使用目的は，**高いCPAPをかけて虚脱肺を広げ酸素化を改善すること**．広範囲に肺が虚脱し，重度の低酸素血症を認めるARDS患者に用いられることが多い．
- ARDS患者に対してAPRVを用いることで，通常管理と比較し，人工呼吸器期間を短縮することを示した単施設RCTがある[3]．しかし，この結果は質の高い多施設研究では証明されていない．
- 開放する際の換気量はARDSで推奨される6 mL/kgを大きく超えてしまう場合がある．
- 経肺圧の観点から言えば，高圧相での強い吸気努力があった場

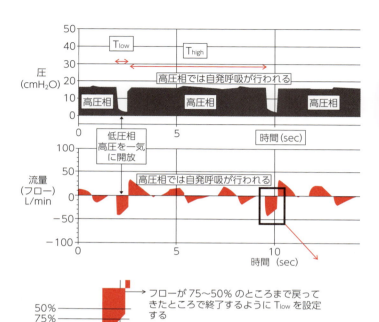

図 9-3 APRV の圧波形とフロー波形

合, 経肺圧が想像以上に大きくなる可能性がある.
- APRV は肺保護的ではない可能性があるが, APRV を用いることによりアウトカムを悪化させたという質の高い研究はない.
- ARDS 患者の重度の低酸素血症に対する一時的なレスキューとして用いてもよいが, ARDS 患者に対してルーティンに APRV を選択することは少なくとも標準治療ではなく, 人工呼吸器関連肺傷害を引き起こす可能性があることを忘れてはならない.

Habashi らが推奨する APRV の初期設定[4]
- P_{high}　20〜35 cmH$_2$O(VCV から移行する場合はプラトー圧, PCV から移行する場合はピーク圧をまず設定. 酸素化を見ながら設定圧を上げていく).

P_{low} 0 cmH$_2$O

T_{high} 4〜6秒

T_{low} 0.2〜0.8秒(呼気流量がその最大値の50〜75%になったところでP_{high}に戻るように設定する)

・酸素化が改善しウィーニングを行う際は,徐々にP_{high}を下げるとともに,T_{high}を長くしていく(drop and stretch).
・P_{high}が16 cmH$_2$O以下,T_{high}が12〜15 sec以上になれば,通常のCPAPに変更する(原文はCPAP+TCにするよう推奨しているが,CPAP+PSでも構わないと考えられる).

4 Closed loop system

- Closed loop systemとは,患者からの情報(気道抵抗やコンプライアンス,吸気努力,吸気流量など)によって人工呼吸器が自動で判断し,サポート圧の変更を行うフィードバック機能をもったシステムのこと.
- 最も古典的なClosed loop ventilationは,患者の吸気流量に合わせて送気流量を変化させることで気道内圧を一定に保つPCVである.
- 新しいClosed loop systemには,①患者の吸気努力に比例したサポートを行うモード(PAV, NAVA)(図9-4)と,②自動ウィーニングシステムにより呼吸器離脱を目指すモード(SmartCare/

Column　BiLevel/Bi-VentとAPRV

　APRVモードを用いる際,PB840(☞p2)/980(☞p4)ではBiLevel, Servoシリーズ(☞p12)ではBi-Ventモードを選択する必要がある.これらは高相と低相の2相のPEEPレベルを一定時間交互に繰り返すモードであり,BiLevel/Bi-Vent=APRVではない.低相のPEEPを0 cmH$_2$O,時間を0.2〜0.8秒と短時間にすればAPRVの類似モードとして使用できる.しかし,BiLevel/Bi-Ventでは高圧相から低圧相に移行する際に自発呼吸に同調した場合,呼気時間が延長されるために,Auto-PEEPを保つことができなくなることがある.

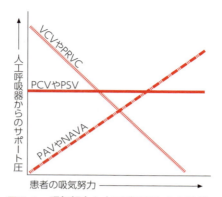

図 9-4　吸気努力と人工呼吸器からのサポート圧の関係[5]

PS, ASV/intelligent)がある.

- ①患者の吸気努力に比例したサポートを行うモード(PAV, NAVA)は,患者との同調性に優れ,ウィーニングに適したモードであると期待されている.
- ②自動ウィーニングシステムにより呼吸器離脱を目指すモード(SmartCare/PS, ASV/intellivent)は,患者の状態に応じて自動で離脱までウィーニングを行ってくれるモードであり,集中治療医が常駐しないICUでの早期呼吸器離脱を助けるものとして期待されている.
- 図 9-4 は吸気努力と人工呼吸器からのサポート圧の関係を示す[5].VCV では,患者の吸気努力が増えれば増えるほど(吸気流量が大きくなればなるほど),吸気時の気道内圧が低下するため,結果として一定量の1回換気量を送気する間の気道内圧上昇は少なくなる(人工呼吸器がサポート圧を変更しているわけではない).
- PRVC では患者の吸気努力が増えれば増えるほど,1回換気量が増加するため,設定した1回換気量に合わせるために呼吸器がサポート圧を減少させる.PCV や PSV では,患者の吸気努力(吸気流量)に対応して気道内圧が一定に保たれるように呼吸器が送気流量を変化させてサポートを行う.PAV や NAVA は,患者の吸気努力に比例して,呼吸器のサポート圧(気道内圧)が増加する.

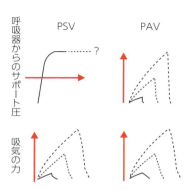

図 9-5 患者の吸気努力に応じたサポート(PSV では一定のサポート圧で送気するが,PAV では吸気努力に応じたサポート圧で送気する)

1) PAV (Proportional assist ventilation)

搭載呼吸器とモード名
Puritan Bennett840 (☞ p2)/980 (☞ p4):PAV+
Evita シリーズ (☞ p6):PPS (Proportional pressure support)

- PAV とは**患者の吸気努力に比例したサポート**を行うモードであり,患者の吸気中の吸気速度,換気量の変化を 1 秒間に 200 回自動測定し,その瞬間瞬間のサポート圧を以下の BOX 内の式に従い決定しながらサポートを行う(図 9-5).
- PB840/980 の PAV+ では,4〜10 呼吸ごとに 0.3 秒の吸気ポーズを行い,コンプライアンスと気道抵抗も自動測定している.

$P_{tot} = P_{mus} + P_{aw}$
　　$= Flow \times R + Vt/C$
　P_{mus}:患者の呼吸筋が作り出す圧
　P_{aw}:人工呼吸器が作り出す圧
　k:肺を膨らませるのに必要な圧(P_{tot})に対する人工呼吸器の
　　　サポート率
$P_{mus} = (1-k)(Flow \times R + Vt/C)$
$P_{aw} = k(Flow \times R + Vt/C)$

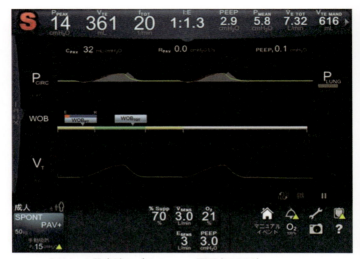

図 9-6 PAV+の設定時のグラフィック画面(PB980)
グラフィックは上から，圧，呼吸仕事量(WOB)，換気量となっている．グラフィックの上段には，測定されたコンプライアンス(C_{pav})，気道抵抗(R_{pav})，内因性PEEP(PEEPi)が表示される．WOBバーでは，トータルの呼吸仕事量(WOB_{tot})と，患者の呼吸仕事量(WOB_{pt})が表示され，正常の呼吸仕事量である0.3〜0.7 J/Lの部分が緑色のマーカーで表示されている．

- 人工呼吸器は吸気中に1秒間に200回，FlowとVtを測定することでP_{tot}を人工呼吸器が測定し，**サポート率さえ医療者側が決定すれば(例えば70%)，人工呼吸器が患者の吸気努力に合わせて(例えば吸気努力の70%の気道内圧となるように)サポート圧を1秒間に200回変化させる．**
- 患者の吸気努力が強ければ，FlowおよびVtが大きくなるため，それだけサポート圧は高くなる．PAV+では吸気終了直後に極めて短時間のマイクロポーズをすることで，自発呼吸下でC(コンプライアンス)を測定できる．
- PB980での設定時のグラフィック画面を示す(**図 9-6**)．**PB840/980の設定項目は，サポート率，チューブの種類と太さだけである．**
- 実際のモニターでは，測定したコンプライアンス(C_{PAV})，気道抵抗(R_{PAV})，そして呼吸仕事量が観察できるWOBバーが表示さ

れる．ここでは，患者の呼吸仕事量（WOB$_{pt}$），患者と人工呼吸器を合わせた総呼吸仕事量（WOB$_{tot}$）が表示される．患者の呼吸仕事量（WOB$_{pt}$）が，0.3〜0.7 J/L（呼吸仕事量の正常値と言われる）の範囲になるようにサポート率を決めることを推奨しているが，これは研究上有効性が証明された方法ではない．

- PAV は患者の呼吸努力に比例してサポート圧を上げる「呼吸努力とサポート圧の同調性」という点が加えられているため，PSV よりも同調性に優れている[6]．また睡眠の質を改善する報告もある[7]．
- 患者の呼吸努力に比例したサポートを行うため，PAV では患者が求める1回換気量以上になることは極めて少ないことが PAV の重要な特徴の1つであり，Auto PEEP によるミストリガーが少なくなる1つの機序として考えられている．
- PSV を使用しようと考えるような患者に対しては，よりよい同調性を期待して使用を考慮してもよいモードである．
- 患者自身が「どれくらいの1回換気量が適切か」を知っているときに使用するモードである．つまり，鎮静薬や中枢神経疾患で呼吸中枢に障害のある患者や，ARDS や敗血症の急性期で過剰な吸気努力を行っているときには適していない．
- 神経筋疾患で十分な呼吸努力を行うことができず，PAV が患者の呼吸努力を正しく測定できない患者では適切なサポートを得られない可能性があり，使用するべきではない．
- PAV + の離脱プロトコールでは，PAV サポートを 70％ より開始し，呼吸窮迫の所見が出ないか確認しながら5〜20％ずつサポートを下げる手法がとられている[8]．
- PAV + は非同調が少ないだけではなく，患者の呼吸努力に応じたサポートをして，呼吸仕事量をモニタリングしながらウィーニングできるので，ウィーニングに適したモードである可能性はある．
- PAV + と PSV を比較したメタアナリシスでは，PAV + は PSV と比べて，有意に非同調の低下と人工呼吸期間の短縮と関連していた（PMID：30535648）．

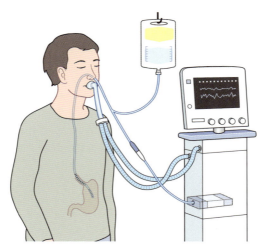

図 9-7　横隔膜筋電図を測定することができる専用カテーテル

2) NAVA (Neurally Adjusted Ventilatory Assist)

搭載呼吸器：Servo シリーズ（☞ p12）

- 経鼻胃管を兼ねた横隔膜の筋電位を測定できる専用カテーテル（図 9-7）を留置することで，横隔膜の筋電位の振幅から，それに応じたサポートを行うモードである．横隔膜筋電位により送気がトリガーされるため，トリガーの同調性に優れている．
- 測定する横隔膜の筋電位振幅を Edi(μV) と呼ぶ．
- PAV 同様，Edi から患者の吸気努力を想定し，それに比例したサポートを行う．
- PAV 同様，NAVA は患者の呼吸努力に比例してサポート圧を上げる「呼吸努力とサポート圧の同調性」という点が加えられているため，PSV よりも同調性に優れている[6]．
- 設定をするのは NAVA level($cmH_2O/\mu V$) と呼ばれる値である．
- リークがあってもトリガーに影響を受けないため，カフがない気管チューブで管理を行う．新生児や小児でより有効である可能性がある．

- 理論上 Auto PEEP があっても，ミストリガーが起きないが，Auto PEEP により呼気努力が強い場合は呼吸筋の電位を横隔膜の筋電位として誤認識し，送気がトリガーされてしまうことがある．
- 一定の割合で吸気の横隔膜筋電図が 2 相性に現れることがあり，その場合は二段トリガーが生じる．
- 非侵襲的換気（NIV）であっても使用可能である．
- PAV 同様，鎮静薬や中枢神経疾患など呼吸中枢に障害のある患者，また神経筋疾患で吸気努力が非常に弱い患者では，適切なサポートを得られない可能性がある．
- カテーテルの位置がずれれば，測定する横隔膜筋電位が変化する可能性があり，体動でカテーテルの位置をずらさないようにする必要がある．

  - 専用カテーテル（Edi カテーテル）の挿入を通常の胃管チューブと同様に行う．Edi カテーテルに 4 つの電極があり，図 9-8 上が位置決めのための画面である．横隔膜電位の最強誘導が青く表示されるため，真ん中の 2 つの電極に青い波形が表示される位置が正しい位置とされている．

- 設定項目としては，F_IO_2，PEEP，NAVA level（$cmH_2O/\mu V$）のみである．例えば NAVA level を図 9-8 下のように 1.5 とすれば，Edi が $5\mu V$ のときのサポート圧は 7.5 cmH_2O（1.5×5 cmH_2O）となる．

3) SmartCare/PS

搭載呼吸器：Evita XL/Infinity V500（☞ p6）

- データベースに基づいたプロトコールに従って自動で抜管できる呼吸状態までウィーニングしてくれる自動ウィーニングシステム（knowledge based weaning system）である．
- CPAP/PS モードを選択後に，SmartCare を ON にすることで開始される．
- 患者の 1 回換気量，呼吸数，$EtCO_2$ を観察しながら，2〜5 分ごとに自動換気診断が行われ，図 9-9 に示す 8 つに分類される．
- 呼吸状態を分類後，PS を患者の快適な状態（comfort zone：正常成人では，1 回換気量 >300 mL，呼吸数 15〜30/min，$EtCO_2$<

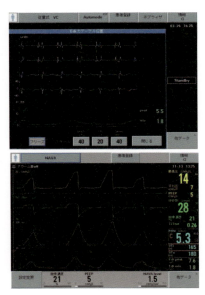

図 9-8 Ediカテーテルの位置決め画面（上）と NAVA設定時のグラフィック画面（下）[9]
下：NAVA level を 1.5 cmH₂O/μV と設定している．

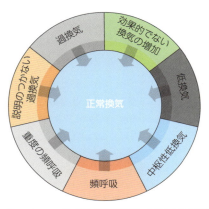

図 9-9 Smartcare の自動換気診断における 8 分類 [10]

55 mmHg としている）に維持しながら可能であればウィーニングができるように，プロトコールに従って自動でサポートの調節を行う．ウィーニングできれば，SBT まで自動で実施してくれる．
- SmartCare を用いることで，抜管までの時間が短くなる研究[12]もあれば，経験の豊富な人材によって運営されている ICU では有用性は認められなかった報告[13]もある．人材が不足した ICU では SmartCare を用いた自動ウィーニングが有用である可能性がある．

4) ASV (Adaptive Support Ventilation)

搭載呼吸器：Hamilton G5（☞ p8）

- **呼吸仕事量が最低になる理想的な呼吸数と 1 回換気量の計算と供給，および自動ウィーニングシステムの 2 つを特徴とした呼吸器モードである．**
- 通常の呼吸器設定は医療従事者が適正な 1 回換気量と呼吸回数を設定するが，ASV では必要となる分時換気量を設定すれば，人工呼吸器が自動的に理想的な呼吸数と 1 回換気量を計算し，計算された 1 回換気量になるように吸気圧を調整する．
- 初期設定で身長を入力すると，そこから理想体重で 0.1 L/kg/ 分の分時換気量が設定される．
- 同じ分時換気量を得るとして，肺のコンプライアンスが低い場合（肺が硬い場合）は少ない 1 回換気量と多い呼吸回数の組み合わせ，気道抵抗が高い場合は多い 1 回換気量と少ない呼吸回数の組み合わせで呼吸仕事量は低くなる傾向がある（図 9-10）．ASV では以下の Otis の式[14]によって呼吸仕事量が最低となる呼吸数がまず計算され，分時換気量をその呼吸数で割ることによって目標とする 1 回換気量が計算される．

$$f-target = \frac{\sqrt{1 + 4\pi^2 RCe \frac{MV - f \times VD}{VD}} - 1}{2\pi^2 RCe}$$

f-target ＝目標呼吸回数，MV ＝分時換気量，f ＝呼吸回数，RCe ＝呼気時定数，VD ＝死腔換気量（2.2 mL/kg で推定）

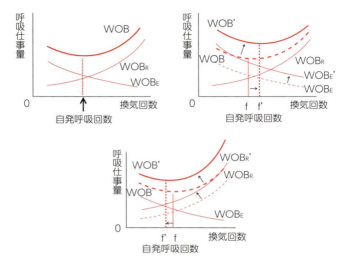

図 9-10 呼吸回数と呼吸仕事量の関係 [11]

左図：正常肺においては，生理学的に呼吸仕事量が最低となる呼吸回数で呼吸をしている．トータルの呼吸仕事量は，肺を広げるために必要な仕事量（WOB_E）と気道を通すために必要な仕事量（WOB_R）を合わせたものであり，両曲線が交わったところがトータルの呼吸仕事量が最低となる点である．

右図：硬い肺においては，WOB_E の曲線が右上にずれるため，交点が右にずれる．よってトータルの呼吸仕事量が最低となる呼吸回数は正常より高くなる．

下図：狭い気道では，WOB_R の曲線が左上にずれるため，交点が左にずれる．よってトータルの呼吸仕事量が最低となる呼吸回数は正常より低くなる．

- 自発呼吸がない間は，人工呼吸器は強制換気で目標の1回換気量が得られるように気道内圧を自動調整する（PRVC）．
- 初期設定で，%分時換気量は通常100%から開始するが，死腔量の違いにより実際に適切な分時換気量には個人差があるため，PCO_2 に合わせて%分時換気量を適宜調節する．
- 自発呼吸が出現すれば，人工呼吸器は患者の自発呼吸に合わせて目標の1回換気量が得られるようにサポート圧を自動調整する（VS）．
- モードとしては，自発呼吸がない場合は PRVC で作動し，自発呼吸が出現すれば VS に移行するため，術後など，**まだ十分な自**

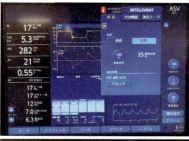

a：患者の情報を入力すると，理想体重が計算され，0.1 L/kgで100%分時換気量が決定する．ASVにおいて設定する項目は，%MinVol，PEEP，酸素濃度である．

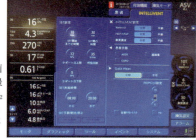

b：INTELLiVENT-ASVの設定画面．%MinVol，PEEP，酸素濃度を自動にすることで，EtCO$_2$モニターにより%MinVolが，SpO$_2$モニターによりPEEPと酸素濃度が自動調整される．

図9-11 **ASV設定時のグラフィック画面**

発呼吸が認められない患者に対しても開始できる．
- 目標とする1回換気量以上を患者が吸った場合，1回換気量を目標値に近づけるためにサポート圧は徐々に下がるため，患者が自力で1回換気量を得られる状態になれば結果的にSBTと同じレベルまでサポート圧が下がり，自動ウィーニングとして機能する．
- 患者が本当に欲している1回換気量よりも計算された1回換気量が多かった場合，「過剰な1回換気量を人工呼吸器に吸わされている状態」となり，患者自身の吸気努力は大きくならないため，そのままではサポート圧が下がらずに自動ウィーニングとしては機能しない．
- ASV設定時のグラフィック画面を示す（図9-11）．
- 通常の人工呼吸器モードでは，ウィーニングやSBTを行うときはサポート圧を下げるが，ASVでは％分時換気量を下げることで

手動ウィーニングを行える．つまり％分時換気量を下げることで間接的に人工呼吸器がサポートするべき目標1回換気量が下がり，1回換気量に不足を感じた患者は自分自身で呼吸努力をして目標値以上の1回換気量になるため，サポート圧が下がっていく．

- 1回換気量が増えた場合，ASVは①患者の呼吸器コンプライアンスがよくなったのか，②適正な患者の呼吸努力が回復したのか，③呼吸困難感から吸気努力が強くなっているのかを区別できないため，設定した1回換気量になるように単純に吸気圧サポートを減少させる．
- ③の状態に対し，吸気圧サポートを減少させることは望ましくないため，PRVCやVSと同様に吸気努力が強い急性期には適していない可能性がある．ただし，③の状態では呼吸数も多くなっていることが多いことから，新しいバージョンでは呼吸数が多い場合は吸気圧サポートを減少させずにむしろ増加させるプログラムがされている．
- 内科ICU患者を対象にASVとPCVを比較したRCT[15]，COPD患者を対象にASVとPSVによるウィーニングを比較したRCT[16]があるが，いずれもASVを用いることで人工呼吸器期間，ウィーニング時間が短くなったと報告されている．
- SmartCareと同様，人材が不足したICUにおける有用性が期待される．
- Hamilton G5(☞ p8)ではさらに新しいオプションとしてINTELLiVENT-ASVモードを付加できる．ASVの機能に加え，SpO_2モニターを元にF_IO_2とPEEPを調整，$EtCO_2$モニターを元に％分時換気量を自動で調整できる．また，設定した条件が整えば自動的にSBTを行うことができる(Quick wean)．

● 参考文献

1) Branson RD, et al：Respir Care. 2005 Feb；50(2)：187-201(PMID：15691391)
2) Cohen J, et al：Crit Care. 2009；13(1)：R21(PMID：19236688)
3) Zhou Y, et al：Intensive Care Med. 2017 Nov；43(11)：1648-1659(PMID：28936695)
4) Habashi NM：Crit Care Med. 2005 Mar；33(3 Suppl)：S228-240(PMID：15753733)
5) Kacmarek RM：Respir Care. 2011 Feb；56(2)：140-148；discussion 149-152

(PMID：21333175)
6) Schmidt M, et al：Crit Care. 2015 Feb；19：56(PMID：25879592)
7) Bosma K, et al：Crit Care Med. 2007 Apr；35(4)：1048-1054(PMID：17334259)
8) Bosma KJ, et al：Crit Care Med. 2016 Jun；44(6)：1098-1108(PMID：26807682)
9) http://lungventilator.com/LungVentilator2014/NAVA.htm
10) http://www.draeger.com/sites/assets/PublishingImages/Products/rsp_smartcare-ps/Attachments/smart-care-for-v500-br-9067961-ja.pdf
11) 日本集中治療医学会：集中治療専門医テキスト第2版, p106-107, 総合医学社, 2015
12) Lellouche F, et al：Am J Respir Crit Care Med. 2006 Oct；174(8)：894-900 (PMID：16840741)
13) Rose L, et al：Intensive Care Med. 2008 Oct；34(10)：1788-1795(PMID：18575843)
14) Otis AB, et al：J Appl Physiol. 1950 May；2(11)：592-607(PMID：15436363)
15) Kirakli C, et al：Chest. 2015 Jun；147(6)：1503-1509(PMID：25742308)
16) Kirakli C, et al：Eur Respir J. 2011 Oct；38(4)：774-780(PMID：21406514)

〔片岡　惇〕

10章 酸素化の評価と設定

基本知識

- 低酸素血症の患者をみたら，病態生理学的観点から鑑別を行う．
- 低酸素血症の4つの原因は，V/Qミスマッチ，シャント，拡散障害，肺胞低換気，である．
- 人工呼吸器設定において，酸素化に影響する設定はF_IO_2とPEEPであり，設定の際は必要最低限なF_IO_2と必要十分なPEEPを心がける．
- 最適なPEEPとは，許容できる循環動態，許容できる酸素化，VALI予防の3つが達成できるレベルである．

1 低酸素血症のメカニズム

- 患者が低酸素になっている病態生理学的な原因を理解することで，思わぬ鑑別疾患の想起や治療方針の転換につながることがある．
- 低酸素血症は大きく分けると以下の4つの原因で起こる[1-4]．
  1. 換気(V)−血流(Q)比不均等(以下V/Qミスマッチとする)
  2. シャント
  3. 拡散障害
  4. 肺胞低換気

(吸入酸素分圧低下も低酸素血症の原因であるが，高山など気圧の低い土地で起こる現象であり，ICUでは原則的に認められない原因であるため，本項では割愛する)

1) V/Qミスマッチ(low V/Qとhigh V/Q)

- 低酸素血症の多くは肺におけるV/Qミスマッチの結果であり，臨床上のあらゆる呼吸器疾患がこの範疇に含まれうる[1,3]．
- V/Qミスマッチ(図10-1)にはlow V/Qとhigh V/Qの2方向のミスマッチがあり，同一患者の肺においても，その領域によってlow V/Qの部分とhigh V/Qの部分が混在している[5]．

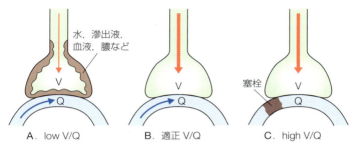

図10-1　V/Q ミスマッチ（low V/Q と high V/Q）

- Low V/Q は血流（Q）に対して換気（V）が相対的に少ない状態であり，究極的には後述するシャントに行き着く[5]．
- Low V/Q の原因は，肺胞内が水，血液，膿，滲出液など空気以外の何かによって埋められた病態，すなわち心不全，肺胞出血，肺炎，ARDS である[5]．
- High V/Q は換気（V）に対して血流（Q）が相対的に少ない状態であり，究極的には死腔換気に行き着く[5]．
- High V/Q の原因は，典型的には，肺塞栓症により血流が途絶えた領域，肺気腫により肺胞の毛細血管が破壊された領域，1 回拍出量減少による肺内血流再分布，肺の過膨張による肺毛細血管の圧迫がある[5]．

2）シャント

- シャントは換気（ガス交換）が行われない，すなわち酸素化されない血流が存在している領域である[5]．
- シャントには，肺動脈圧上昇時における卵円孔開大や中隔欠損，肺動静脈奇形，肝肺症候群など解剖学的に右左シャントがあるような場合（anatomical shunt，図10-2）と，無気肺や心不全，肺炎，ARDS のように肺胞内が空気以外の何かによって埋め尽くされた場合（capillary shunt，図10-3）の 2 通りがある．後者は前述したとおり low V/Q の究極的な状態である．
- 換気が少しでもある low V/Q と，まったくないシャントでは，酸素化能に大きな差があるため，伝統的に区別されている[5]．
- シャントによる低酸素血症は，高濃度酸素に反応しづらいため，

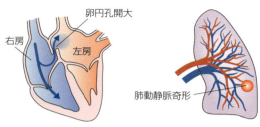

図10-2 anatomical shunt

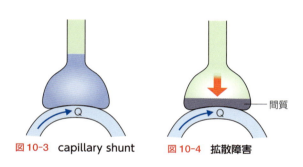

図10-3 capillary shunt　　図10-4 拡散障害

酸素投与量やF_IO_2を上げても酸素飽和度がほとんど改善しない場合はシャントを疑う必要がある[5].

3) 拡散障害
- 拡散障害（図10-4）は，間質性肺炎や心不全による間質の浮腫で肺胞上皮と肺胞毛細血管を隔てる肺胞間質に異常が起こり肺胞内から肺胞毛細血管への酸素の拡散が妨げられた場合に起こる[5].

4) 肺胞低換気
- 肺胞低換気は，肺胞内に吸入した空気が出入りしないために肺胞内酸素分圧が減少し結果的に血中の酸素化が障害される病態である[5].
- 肺胞低換気ではガス交換不全を反映し，必ず高CO_2血症を呈する.

- 肺胞低換気は,呼吸運動が障害されるさまざまな病態から生じ,原因として中枢神経障害,オピオイドなどの薬物,神経筋疾患,気道閉塞／気道狭窄(COPD急性増悪や喘息発作もここに含まれる),呼吸筋疲労,胸郭異常,電解質異常(低P血症,Mg欠乏),肥満低換気症候群が考えられる[2,3,5].
- $PaCO_2$が高値であるからといって必ずしもCOPDなどの原疾患による肺胞低換気があるとは限らない.呼吸不全を呈する他のすべての病態で,長時間の頻呼吸にさらされた結果として,最終的に呼吸筋疲労を起こして肺胞低換気を起こす可能性がある[5].
- 肺胞低換気における神経筋疾患の鑑別は,呼吸神経筋機能のどこに異常があるかを考えるとわかりやすい[3].

呼吸中枢からの指令の異常	薬物中毒,脳梗塞,脳出血,脳腫瘍,脳炎,ポリオ,多発性硬化症,肥満低換気症候群,甲状腺機能低下症
神経伝達の障害	脊髄損傷,ギラン・バレー症候群,筋萎縮性側索硬化症(ALS),重症疾患多発ニューロパチー(CIP:critical illness neuropathy)
神経筋接合部または呼吸筋の異常	重症筋無力症,ランバート・イートン症候群,ボツリヌス,有機リン中毒,筋ジストロフィー,皮膚筋炎,低K血症,低P血症,重症疾患ミオパチー(CIM:critical illness myopathy),呼吸筋疲労

5) 混合血酸素飽和度減少 (図10-5)

- 低酸素血症を増強させる要因として,心拍出量低下や組織酸素消費量増加による混合血酸素飽和度の減少(low SvO_2)がある[1,5].
- 重症心不全による心拍出量低下により血液が全身をゆっくり循環している間,または重症敗血症による組織酸素消費量増加により血中酸素が全身の組織で酸素を吸い尽くされて心臓に帰ってきた血液(low SvO_2 すなわち混合血酸素飽和度減少)は,V/Qミスマッチ,シャント,拡散障害などの他の病態がある場合には,肺を通過する間に十分に酸素化がされないため,低酸素がさらに顕著になりやすい.

2 低酸素血症の鑑別表

- 表に病態生理に基づいた低酸素血症の鑑別表を示す(表10-1).

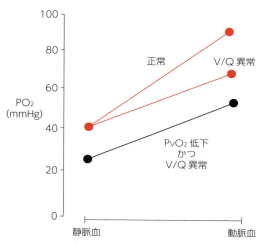

図 10-5 血液が静脈から動脈へ動いたときに V/Q 異常が酸素分圧(PO_2)に与える影響と,さらに混合静脈血酸素分圧(PvO_2)低下が加わった際の影響

- A-a O_2 gradient(A-aDO_2)は肺胞内の酸素分圧と動脈血の酸素分圧の差である.**理論的には A-aDO_2 が正常であれば低酸素血症の原因は肺胞低換気になる**.しかし実際の臨床では,肺胞低換気のある患者は無気肺も伴っていることが多く,A-aDO_2 が正常であることは少ない.

> **A-aDO_2 の求め方**[2)]
> A-aDO_2 は以下の式で求められる.
> 正常値:$4 + 年齢/4$
> $$A\text{-}aDO_2 = P_AO_2 - PaO_2$$
> $$= P_IO_2 - (PaCO_2/RQ) - PaO_2$$
> $$= F_IO_2(P_B - P_{H2O}) - (PaCO_2/0.8) - PaO_2$$
> $$= F_IO_2(760 - 47) - (PaCO_2/0.8) - PaO_2$$
> P_AO_2 = 肺胞内酸素分圧 P_IO_2 = 吸入気酸素分圧
> Respiratory Quotient(RQ:呼吸商)= 0.8
> $PaCO_2/RQ$ = CO_2 と交換された酸素分圧

- 肺胞低換気以外の病態でも CO_2 の排泄能は低下するが,過換気

表10-1 病態生理に基づいた低酸素血症の鑑別表

原因	肺胞低換気	拡散障害	V/Q mismatch		シャント	
			High V/Q	Low V/Q	解剖学的シャント (anatomical shunt)	Low V/Q が悪化したシャント(capillary shunt)
代表的疾患例	・オピオイド投与過剰 ・肥満低換気症候群 ・神経筋疾患 ・喘息重積発作 ・COPD 急性増悪	・間質性肺炎 ・心不全による間質の浮腫	・肺塞栓 ・肺気腫	・心不全 ・ARDS ・肺炎	・肺動静脈奇形 ・肺動脈圧上昇時の卵円孔開大および心房中隔欠損	・心不全 ・ARDS ・肺炎 ・無気肺
呼吸音	・浅い呼吸 または徐呼吸 ・wheeze	クラックル	正常 または減弱	クラックル または減弱	正常	減弱 または bronchial breath sound
A-a O₂ gradient (A-aDO₂)	正常	開大	開大	開大	開大	開大
PaCO₂	↑	↑	過換気で代償できなければ↑	過換気で代償できなければ↑	過換気で代償できなければ↑	過換気で代償できなければ↑
酸素に対する反応性	↑	↑	↑	↑	↑	↑
体位に対する反応性 (異常側が↓)	↑	↑	不明	→または↑	↑	↑
PEEP に対する反応性	→または↑	↑	→または↓	↑	→または↓	・含気が改善すれば↑ ・含気が改善しなければ→ または↓
胸部 X 線	正常	ほぼ正常	ほぼ正常	異常	正常	異常
胸部 CT	正常	異常	異常	異常	正常	異常
心エコー (bubble study)	正常	正常	正常	正常	異常	正常

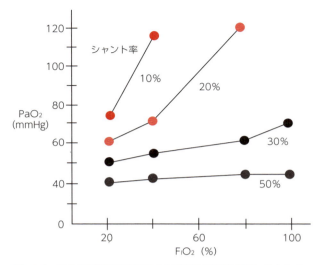

図10-6 吸入気酸素濃度(F_IO_2)と動脈血酸素分圧(PaO_2)との関係に対するシャント率の影響

で代償できている間はCO_2の貯留は認められない．呼吸筋疲労で代償できなくなればCO_2は貯留する．

- Low V/Q が悪化したシャント，解剖学的シャントでは，**酸素に対する反応性**は極めて悪く，シャント率(Qs/Qt)が50%を超えると100%酸素を投与しても酸素化は改善しなくなる[2]（図10-6）．
- **PEEP を増加させることによって酸素化が悪化したとき**は，以下の状態を考える必要がある．

① 解剖学的シャントがある(high PEEP により肺血管抵抗が上昇するため，より抵抗の少ない解剖学的右左シャントの血流量が増加してしまう)
② PEEP を高くしても虚脱した部分の含気が変わらず，正常な肺の領域のみが引き伸ばされている(正常な肺の部分の血管抵抗が上昇するため，引き伸ばされていない虚脱した肺領域へのシャント血流量が増える)

③ PEEPにより心臓への静脈還流量が低下し，心拍出量が低下した

- もし解剖学的なシャントがあれば，agitated salineを静注すると肺にトラップされなかったmicro bubbleが左心側に現れる．micro bubbleが右心系に見られてから3拍出以内に左心系に現れれば心臓内シャントであり，それ以降に現れれば心臓外（肺内）シャントである．

3 酸素化の目標と指標

- 人工呼吸管理中の酸素化目標は，**PaO_2 55〜80 mmHg，$Sp(a)O_2$ 88〜95%** とする[6]．これはあくまで一般的な目標であり，病態に応じた目標設定をするよう心がける．
- 近年では人工呼吸器管理中に酸素化目標を高くした際の弊害を示す報告がある[7,8]．よって，PaO_2 120 mmHgを超えるような意味のない高濃度酸素投与は控える．
- 人工呼吸器管理中の酸素化の指標として多く用いられているのは，**PaO_2/F_IO_2 比（P/F比）**である．ARDSではP/F比≦300を定義の1つとし，値により重症度分類している（P/F比 200〜300：軽症，100〜200：中等症，100以下：重症）[9]．
- 人工呼吸器管理において，酸素化はF_IO_2だけではなく平均気道内圧にも影響を受けるため，平均気道内圧を考慮したoxygenation index（OI）と呼ばれる指標もある．値が小さいほど酸素化が良好であることを示す．

$$\text{oxygenation index (OI)} = (MAP \times F_IO_2 \div PaO_2) \times 100$$
$$MAP = \text{mean airway pressure（平均気道内圧）}$$

4 PEEPの生理学的作用

- PEEPをかけることで，**機能的残気量が増加**し，呼気時に虚脱していた肺が開く（肺胞がリクルートメントされる）．虚脱していた肺胞が開くことで，**シャントが改善し酸素化が改善**する．
- PEEPを高くしても開放しない無気肺がある場合は，上述のように正常の肺領域のみが引き伸ばされてシャントが増加するために，逆に酸素化が悪化することがある．

- 虚脱している肺胞が開くことで肺全体の**コンプライアンスが上昇**する．しかし，PEEPをかけすぎると過剰に肺胞が膨らんでしまうため，逆にコンプライアンスが低下する．
- 呼気時の虚脱を防ぐことで，1回換気ごとの虚脱再開通の繰り返しによって生じる**人工呼吸関連肺傷害（VALI）を防ぐ**ことにつながる．
- 循環への作用として臨床上で特に影響があるものは，**胸腔内圧の上昇による静脈還流量の低下（前負荷の低下）**．
- PEEPによる外側からの左心室圧迫により，心筋自体が強く収縮しなくても左室内圧を高く保てるため（壁内外圧差の低下），左心は血液を胸腔外へ拍出しやすくなる機序から理論的には後負荷の低下も生じると考えられている．
- そもそも前負荷が低下している患者に過剰なPEEPをかけると，さらなる静脈還流量の低下によって前負荷がより低下し，心拍出量の低下，低血圧が生じるため注意する．
- 一定以上のPEEPにより**肺血管抵抗は上昇**するため，**右心にとっての後負荷は上昇**する．右心機能が低下している症例，または肺高血圧症のある症例では心拍出量が低下する可能性があるため注意する．
- PEEPによって胸腔内圧が上昇すると，脳からの静脈還流が阻害され，頭蓋内圧が上昇することがあるため，頭蓋内圧が亢進している患者には注意が必要といわれている．しかし，頭部外傷のように頭蓋内圧亢進の理由が静脈のうっ滞ではなく，間質の浮腫である場合，CVPが頭蓋内圧を超えるまでは，胸腔内圧やCVPの上昇により頭蓋内圧の上昇が生じることは多くないため（Starling registorまたはWater fall effect），低酸素やVALIの防止にPEEPが必要な病態であるにもかかわらず盲目的に低いPEEPを設定するべきではない[10, 11]．

5 F_IO_2とPEEPの決め方

- 人工呼吸器設定において，酸素化に影響する主な因子はF_IO_2とPEEPである．
- 最適PEEPの決定の仕方にはさまざまな方法があるが，F_IO_2とPEEPの対応表（表7-1，7-2，☞p103に再掲）を用いる方法が最も

表 7-1（再掲） F_IO_2 に対して PEEP が低めに設定されている対応表 [6]

Lower PEEP/higher FiO_2

F_IO_2	0.3	0.4	0.4	0.5	0.5	0.6	0.7	0.7
PEEP	5	5	8	8	10	10	10	12
F_IO_2	0.7	0.8	0.9	0.9	0.9	1.0		
PEEP	14	14	14	16	18	18〜24		

表 7-2（再掲） F_IO_2 に対して PEEP が高めに設定されている対応表 [6]

Higher PEEP/lower F_IO_2

F_IO_2	0.3	0.3	0.3	0.3	0.3	0.4	0.4	0.5
PEEP	5	8	10	12	14	14	16	16
F_IO_2	0.5	0.5〜0.8		0.8	0.9	1.0	1.0	
PEEP	18	20		22	22	22	24	

簡便である．
- 上記酸素化目標に従い，F_IO_2 と PEEP を調整する．どちらだけを上げるのではなく，ARDS network protocol の表[6]（F_IO_2 に対して PEEP が低めに設定されている対応表は ARDS 以外の患者にも適応できる）を参考にはしごを登るように両方を交互に上げていく．
- 前述した PEEP を上げると酸素化が悪化する病態の場合は F_IO_2 のみを上げて対応する．
- 重要なことは，**必要最低限な F_IO_2 と必要十分な PEEP** である．
- **最適な PEEP の値とは，許容できる循環動態，許容できる酸素化，VALI 予防の 3 つが達成できる値**である．
- P/F 比≦200 の中等症以上の ARDS に対しては，高めの PEEP を設定することで予後を改善させる可能性がある[12]．ARDS に対する高めの PEEP の設定方法として，これまで大規模研究で試されたものとして，以下に示す **F_IO_2 に対して PEEP が高めに設定されている対応表（表 7-2）を用いる方法**[6]と，**プラトー圧が 28〜30 cmH$_2$O になるように PEEP を調節する方法**[13]の 2 つがある．
- これらの PEEP の決定法は，「酸素化が悪い患者はその分だけ

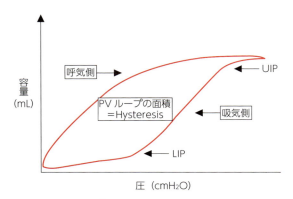

図 10-7 **PV ループ**

PEEP でリクルートできる肺領域が多い」という大前提に基づいているため，患者を個別化せずに盲目的に用いると危険な場合がある．

6 その他の PEEP の決め方
1) 圧-容量曲線を用いる方法（LIP と UIP）
- 自発呼吸がない患者の肺に少しずつ空気を入れていき圧-容量曲線（P/V ループ）を描いていくと，吸気側と呼気側の曲線の 2 つができる（図 10-7）．
- 吸気側には傾きが大きく変化する 2 つの点が認められる．
- 前者を LIP（lower inflection point），後者を UIP（upper inflection point）と呼ぶ．
- 伝統的には LIP と UIP は肺に少しずつ空気を入れてその都度気道内圧を測定する super-syringe 法[14]を用いて測定していたが，送気のフローを 10 L/分以下とすることで気道抵抗成分を除外し，super-syringe 法と近似した P/V loop を描ける．
- LIP より高い圧が適切な PEEP になるが，実際に描いてみると LIP と UIP が明確でない，再現性が乏しいなど問題も多く，またある一点で虚脱肺のリクルートメントが得られるわけではないため，本方法だけでの PEEP 設定は困難であることが多い．

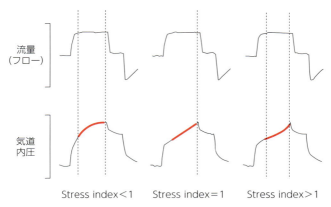

図 10-8 **Stress index**[16]

- 吸気と呼気のループは同一カーブを描かない．これは，吸気の直後は肺胞がリクルートメントや間質の伸展で一時的に肺のエラスタンスが変化しているからである．
- PV ループの面積が大きい場合(その面積を hysteresis と呼ぶ)，後述するリクルートメントマニューバーの効果がある，とする報告がある[15]．

2) Stress index[16]
- 人工呼吸器モードを AC-VCV(矩形波)として，その吸気時圧波形の上昇部分を観察して PEEP を決定する．
- 上昇部分が上に凸であれば過膨張であり(Stress index＞1)，上昇部分が下に凸であればまだ肺が虚脱していることを示す(Stress index＜1)．上昇部分が直線状になっている(Stress index＝1)PEEP が最適な PEEP となる(図 10-8)．

3) Best compliance method
- 高すぎる PEEP では過膨張によりコンプライアンスが低下し，低すぎる PEEP では虚脱によりコンプライアンスが低下する．
- 最もコンプライアンスが高くなるように PEEP を設定する方法である．
- 臨床研究上は，後述するリクルートメントマニューバーを行った

表 10-2 F_IO_2 と呼気時経肺圧(P_{Lexp})による対応表 [18]

F_IO_2	0.4	0.5	0.5	0.6	0.6	0.7	0.7	0.8	0.8	0.9	0.9	1.0
P_{Lexp}	0	0	2	2	4	4	6	6	8	8	10	10

後に,徐々にPEEPを下げてその都度コンプライアンスを測定し,最もコンプライアンスが高いPEEPを設定する方法が行われている[17].

4) 食道内圧を用いて設定する方法(☞ 19 章,☞ p187)

- 実際に肺胞にかかっている圧(経肺圧 transpulmonary pressure)は,呼吸器で測定した気道内圧と肺胞の外の胸腔内圧の差である.
- 理論上呼気時の経肺圧がマイナスであれば,肺胞の外側の圧が内側の圧を上回っており,肺胞が虚脱していることになる.
- 食道内圧は胸腔内圧と近似するため,食道内に留置したバルーンにより食道内圧を測定して,それを胸腔内圧として代用することで経肺圧を測定できる.
- 食道内圧によって測定された呼気時の経肺圧が0以上になるように,また酸素化が悪ければより高くしていく方法が検討されている(表10-2)[18].

7 リクルートメントマニューバー

- リクルートメントマニューバー(RM:recruitment maneuver)とは,ガス交換に関与していない虚脱肺胞(吸気時にも開かない肺胞)を開放させるために高圧をかけることを示す.
- 代表的な方法としては,40 cmH_2O のCPAPを40秒かける40-40法,Amatoらの段階的にPEEP 45 cmH_2O まで上げていく方法[19]がある(図10-9).
- RMが成功すれば酸素化の改善が認められるが,ARDS患者の24%は酸素化の完全が認められず,リクルートメントができなかった報告もある[20].
- 40-40法を行うためには,モードをPSV,PSを0 cmH_2O,PEEPを40 cmH_2O に設定して開始する方法などがあるが,バックアップ換気が始まる無呼吸時間設定を延長せずにリクルートメントマ

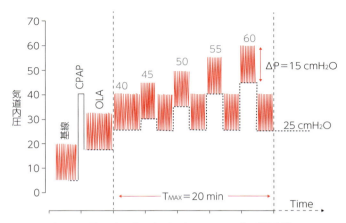

図 10-9 Amato らのリクルートメントマニューバー(RM)[18]

RM 前に無呼吸になるよう鎮静±筋弛緩を投与し,循環動態が安定していることを確認する
① まず 40-40 法を行う.
② Open Lung Approach(OLA):PV カーブにより得た LIP から設定した PEEP,Pi 15 cmH$_2$O で 5 分間換気を行う.
③ PEEP 25 cmH$_2$O, Pi 15 cmH$_2$O で開始する.4 分間換気後,Pi を 15 cmH$_2$O に固定したまま,PEEP を 5 cmH$_2$O 刻みで上げていく,2 分間換気したら PEEP 25 cmH$_2$O に戻し,これを最大気道内圧が 60 cmH$_2$O になるまで継続する.しかし,最大気道内圧が 60 cmH$_2$O になるまで PEEP を上げていくことは,循環動態に悪影響を与える危険性があり,避けたほうが無難である.最高気道内圧が 40~45 cmH$_2$O 程度となる RM でも十分な効果が得られることが多い.実際にこの方法を用いた ART trial では,予後の改善が認められなかっただけではなく,RM 中に 3 人の心停止症例があった[21].

ニューバーを開始してしまった場合,無呼吸であった場合に途中で 40 cmH$_2$O の PEEP に対してさらに追加の気道内圧による換気が始まってしまうため,大変危険である.
- 高圧をかけることは気胸(圧外傷)や低血圧を起こす可能性があり,慣れた専門医による実施が望ましい.
- 近年では大規模研究において,中等症以上の ARDS 患者に対して,ルーティンにリクルートメントマニューバーと best compliance method による PEEP 設定を施行することで酸素化は改善

するものの，死亡率が悪化すると報告された[17]．ARDS 患者に対するルーティンのリクルートメントマニューバーは推奨されない．

● **参考文献**

1) West JB：Pulmonary Pathophysiology：The Essentials. 8th ed. Philadelphia：Lippincott Williams &Wilkins, 2012
2) West JB：Pulmonary Physiology and Pathophysiology：An Integrated, Case-Based Approach. 2nd ed. Philadelphia：Lippincott Williams & Wilkins, 2007
3) Marino PL：The ICU Book. 4th ed. Philadelphia：Lippincott Williams & Wikins, 2014(稲田英一監訳：ICU ブック．第4版．メディカル・サイエンス・インターナショナル, 2015)
4) Rodríguez-Roisin R, et al：Intensive Care Med. 2005；31(8)：1017-1019 (PMID：16052273)
5) 則末泰博：ベッドサイドで使える低酸素血症の呼吸病態生理学．Intensivist 2013；5：695-704
6) NIH NHLBI ARDS Clinical Network. Mechanical Ventilation Summary. http://www.ardsnet.org/system/files/Ventilator%20Protocol%20Card.pdf
7) Girardis M, et al：JAMA. 2016 Oct；316(15)：1583-1589(PMID：27706466)
8) Chu DK, et al：Lancet. 2018 Apr；391(10131)：1693-1705(PMID：29726345)
9) ARDS Definition Task Force, et al：JAMA. 2012 Jun；307(23)：2526-2533 (PMID: 22797452)
10) Luce JM, et al：J Appl Physiol Respir Environ Exerc Physiol. 1982 Dec；53(6)：1496-1503(PMID：6759493)
11) Magder S：Circ Res. 1990 Jul；67(1)：209-220(PMID：2364491)
12) Briel M, et al：JAMA. 2010 Mar；303(9)：865-873(PMID：20197533)
13) Mercat A, et al：JAMA. 2008 Feb；299(6)：646-655(PMID：18270353)
14) Lee WL, et al：Chest. 2002 May；121(5)：1595-1601(PMID：12006449)
15) Demory D, et al：Intensive Care Med. 2008 Nov；34(11)：2019-2025 (PMID：18575846)
16) Grasso S, et al：Am J Respir Crit Care Med. 2007 Oct；176(8)：761-767 (PMID：17656676)
17) Writing Group for the Alveolar Recruitment for Acute Respiratory Distress Syndrome Trial (ART) Investigators, et al：JAMA. 2017 Oct；318(14)：1335-1345(PMID：28973363)
18) Talmor D, et al：N Engl J Med. 2008 Nov；359(20)：2095-2104(PMID：19001507)
19) Borges JB, et al：Am J Respir Crit Care Med. 2006 Aug；174(3)：268-278 (PMID：16690982)
20) Gattinoni L, et al：N Engl J Med. 2006 Apr；354(17)：1775-1786(PMID：16641394)
21) Writing Group for the Alveolar Recruitment for Acute Respiratory Distress

Syndrome Trial (ART) Investigators, et al：JAMA. 2017 Oct；318(14)：1335-1345(PMID：28973363)

〔片岡　惇〕

11章 換気の評価と設定

基本知識

- $PaCO_2$ は，肺胞換気量(測定された換気量のうち，死腔換気量を取り除いたもの)と，CO_2 産生量によって規定される．
- 高 CO_2 血症の主な原因は肺胞低換気である．肺胞低換気の原因を，解剖学的に挙げて鑑別を行う．
- 人工呼吸器管理において，$PaCO_2$ をコントロールするために，「1回換気量」と「呼吸回数」を調節する．
- 肺保護換気を優先し，pH が 7.15〜7.2 を下回らなければ，高 CO_2 血症を許容する (permissive hypercapnia)．

1 換気のメカニズム

- 換気とは気道を通じて肺胞に空気が到達し，ガス交換を行った後に体外に排出される過程を表す．CO_2 は非常に拡散しやすい気体であり，その排出量は肺胞に到達して排出された空気の量(肺胞換気量 VA)に規定される．
- 血中の CO_2 分圧を示す $PaCO_2$ は，ある一定時間の体内における CO_2 産生量と肺胞換気量(例えば分時肺胞換気量)の2つによって決定される．

$PaCO_2 \propto CO_2$ 産生量/分時肺胞換気量 　　　　($\propto$：比例する)

- 肺胞換気量は，測定された換気量のうち，ガス交換に関与しない死腔換気量(V_D)を取り除いたものであり，人工呼吸器で測定された換気量のすべてが換気にかかわっているわけではないことに注意する．

分時肺胞換気量＝呼吸回数×(1回換気量 V_T − 1回死腔換気量 V_D)

- 生理学的死腔が1回換気量に占める割合(V_D/V_T)は，以下の Bohr の式で求められるため，$EtCO_2$ (後述)を測定していれば，お

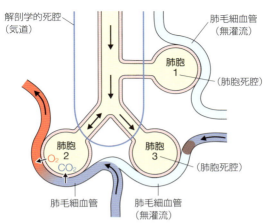

図 11-1　解剖学的死腔と肺胞死腔

おおまかな V_D/V_T を推定できる．

$$V_D/V_T = (PaCO_2 - 呼気中のCO_2分圧)/PaCO_2$$

- 経時的に新たな高 CO_2 血症が出現したときは，換気量が減少したのか，死腔換気量が増える新たな病態によって V_D/V_T が増加したのかを区別することが重要である．
- 伝統的には生理学的死腔は解剖学的死腔（ガス交換を行わない気道：VD_{aw}）と肺胞死腔（VD_{alv}）の和とされる（図 11-1）．
- 正常人の生理学的死腔は，安静時の1回換気量の1/3程度（150 mL 前後）である[1]．
- 肺胞死腔とは，血流（Q）が低下して，肺胞に空気が入ってきてもガス交換が行われない肺胞（究極の high V/Q による V/Q ミスマッチ）であり，正常人の肺胞死腔換気量はほとんど無視できる範囲である．
- 人工呼吸器装着患者では，生理学的死腔だけではなく，人工呼吸器の回路や挿管チューブなどの装置も死腔となる（VDapp：apparatus dead space）．
- あまり知られていないが，high V/Q だけではなく，血流（Q）に対して換気（V）が低下する low V/Q ミスマッチやシャント（low V/

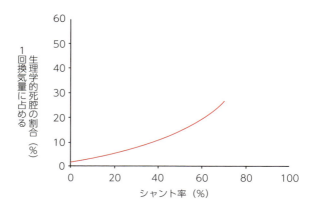

図 11-2 シャント率と生理学的死腔の関係[2]

Q の究極)でも CO_2 排出能は低下するため,1 回換気量に占める生理学的死腔の割合は増加する[2](図 11-2).

- 生理学的死腔や回路による死腔は患者ごとに常に一定と考えれば,1 回換気量における死腔換気量の割合(V_D/V_T)が重要であり,1 回換気量が少なく速い呼吸をしている患者は CO_2 排出の効率が減少する.
  ➡ 例えば,人工呼吸器に表示される分時換気量が 6 L,死腔換気量が 150 mL と同じであっても,1 回換気量 200 mL×30 回で呼吸している患者と,1 回換気量 500 mL×12 回で呼吸している患者では,分時肺胞換気量は,前者が 1.5 L と,後者が 4.2 L とまったく異なる.
- 病的な肺では V/Q ミスマッチにより,生理学的死腔換気量が増加し,「1 回換気量と分時換気量が多いにもかかわらず $PaCO_2$ が正常または高い」病態が生じる.

2 高 CO_2 血症のメカニズム

- 高 CO_2 血症($PaCO_2 \geqq 46$ mmHg)を起こす原因は,理論上以下の 3 つとなる.

① 1 回換気量(V_T)もしくは呼吸数の低下(つまり分時換気量の低下)

② 死腔換気量(V_D)の増加
③ CO_2産生量の増加（発熱，敗血症）

- 呼吸性アシドーシスが代謝で代償されており，慢性の高CO_2血症が疑われるとき（血中のHCO_3^-濃度が高いとき）は，①の原因となる原疾患の存在を疑うべきである．
- ①の原因となるのは，第10章で示した「肺胞低換気」である（☞ p96）．つまり，「空気の出入りが少なくなる」理由を，解剖学的に脳→脊髄→末梢神経→神経筋接合部→筋肉→気道→肺→胸郭と，順番に考え鑑別を挙げるとよい．
- 実臨床では②と③については，1回換気量・呼吸回数を増加させて代償している場合がほとんどだが（分時換気量は増加しているが，$PaCO_2$は正常範囲にある），呼吸筋疲労をきたして①を合併すれば高CO_2血症をきたしうる．
- 呼吸不全の原因が何であったとしても（例えば心不全），最終的に呼吸筋疲労によって分時換気量の低下が起これば，①により高CO_2血症を呈する．
- 「ギリギリまで頑張って挿管された患者」の挿管直後の血液ガスでは高CO_2血症を呈していることは珍しくなく，単純に「高CO_2血症があるからCOPDまたは神経筋疾患」と結論づけることはできない．

3 $EtCO_2$モニター

- 呼気中のCO_2分圧（$EtCO_2$もしくは$PECO_2$）を連続測定するものをカプノメーターと呼ぶ．
- サンプリングの方法にはメインストリーム法とサイドストリーム法がある．
- メインストリーム法は呼吸器回路に直接CO_2検出器を装着するもので，ICUで多く用いられる．
- サイドストリーム法は，回路からガス分析器までガスを吸引して測定する．CO_2以外のガス測定も可能であり，手術室で多く用いられる．
- 前述のBohrの式（☞ p110）より，$PaCO_2$と$EtCO_2$の差が大きいときは，V/Qミスマッチにより生理学的死腔が増大していることを示す．

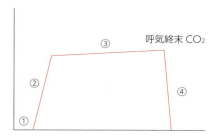

①波形が出る前は吸気相である
②呼気が始まると，まず気道のガスが排出され CO_2 が上昇していく
③肺胞のガスが排出されていき，呼気終了時が最も $PaCO_2$ に近い値となる
④呼気終了後，曲線は0に戻る

図 11-3　カプノグラム波形の4相

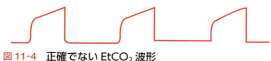

図 11-4　正確でない $EtCO_2$ 波形

- $EtCO_2$ を連続測定し波形として出したものをカプノグラムと呼ぶ．カプノグラムの波形は4相に分類される（図 11-3）．
- カプノグラムは挿管時に食道挿管をしていないかの確認に用いられる．食道挿管をした場合，換気を行っても CO_2 が検出されないので，カプノグラムの波形が出ない．
- 波形が急峻に上昇している最中に吸気に移る（呼気終末でもプラトーに達していない），サメの背びれのような波形（図 11-4）では，たとえ呼気終末であってもまだ肺胞の CO_2 分圧を反映しておらず，$EtCO_2$ は正確ではない．
- COPD や気管支喘息などの閉塞性疾患の患者や頻呼吸のある患者では，呼気終末の CO_2 がプラトーに達していないことが多く，$EtCO_2$ が不正確になりやすい．
- 心停止した場合は換気を継続していたとしても血流がないので波形は出なくなる．有効な心マッサージを行うことで換気を行うことでカプノグラムの波形が出てくる．よって心肺蘇生中の安定し

4 換気に関連する設定と permissive hypercapnia

- 人工呼吸器管理で換気($PaCO_2$)をコントロールするためには,「1回換気量」と「呼吸回数」を調節する必要がある.
- 1回換気量は6〜8 mL/kg 理想体重となるように設定し(ARDS患者では4〜8 mL/kg), $PaCO_2$ を見ながら適切な分時換気量になるように呼吸回数を設定する.
- $PaCO_2$ の一般的な目標は35〜45 mmHg ではある.
- 著明な代謝性アシドーシスを合併している場合は,呼吸により代償させるために $PaCO_2$ の目標を通常より下げないと,アシデミアが進行してしまうので注意する.
- ARDSの患者では,優先すべきは肺保護換気であり,pHが7.15〜7.2を下回らなければ高 CO_2 血症は許容する(これを permissive hypercapnia と呼ぶ).
- 気管支喘息やCOPDなどの閉塞性疾患が重症の場合は,Auto PEEPを改善させるために十分な吸気時間を確保する必要があり,そのためにはARDS患者と同じく permissive hypercapnia を行う.
- 近年では,ARDS 患者において,高 CO_2 血症は独立した予後悪化因子である報告もあり[3], permissive hypercapnia について議論はある.しかし現在のところは,あくまで優先すべきは肺保護換気であると考える.

● 参考文献
1) Fowler WS: Am J Physiol. 1948; 154(3): 405-416(PMID: 18101134)
2) Wagner PD: Crit Care. 2008; 12(3): 148(PMID: 18492224)
3) Nin N, et al: Intensive Care Med. 2017 Feb; 43(2): 200-208(PMID: 28108768)

(片岡 惇)

12章 気道抵抗とコンプライアンス

基本知識

- 呼吸器システムのメカニクスは，気道抵抗とコンプライアンスの2つの指標で表される．
- VCVの圧波形，PCVのフロー波形から肺メカニクスを知ることができる．
- 肺を膨らました際に，肺胞にかかっている圧（プラトー圧）は，人工呼吸関連肺傷害（VALI）を予防するための指標となり，30 cmH$_2$O以下にする．
- 気道抵抗が高い場合，呼気の時間が長くなり，息を吐き切る前に次の吸気が始まってしまい，Auto PEEPが生じることがある．

1 VCVの圧波形から呼吸器系メカニクスを知る

- 肺に空気を入れる際の肺の状態は，**気道抵抗（気道の細さ）とコンプライアンス（肺の柔らかさ）**の2つの指標で表せる．
- 肺に空気を入れるために必要なトータルの圧は，空気を気道に通すのに必要な圧と，肺を膨らませるのに必要な圧の合計である（図12-1）．
- ストローを使って風船を膨らませるのが大変な理由はストローが細い場合と風船が硬い場合の2つが考えられ，ストローが細い場合は気道抵抗が大きいために高い圧が必要であり，風船が硬い場合はコンプライアンスが低いために高い圧が必要になる．
- VCVでは，気道または肺の状態が変化（気道抵抗もしくは，コンプライアンスが変化）すると，圧の変化として表される．つまり，VCVの圧波形から肺メカニクスを知ることができる．
- 空気を気道に通すのに必要な圧は，気道抵抗（R）と通過する気体の速さ（Flow）の積である（**R×Flow**）．
- 肺を膨らますのに必要な圧は，肺に入った気体の容量（Vt）から肺の柔らかさ（C：コンプライアンス）を割ったものである（**Vt/C**）．

1 VCVの圧波形から呼吸器系メカニクスを知る

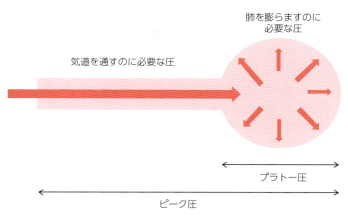

図12-1 肺に空気を入れるのに必要な圧

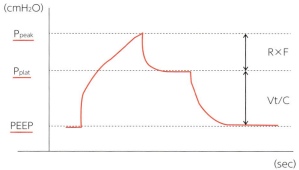

図12-2 VCVでの圧曲線(ピーク圧 P_{peak} とプラトー圧 P_{plat})

- つまり,肺を膨らませるのに必要な吸気時の気道内圧(P_{aw})は以下の式に示される.

$$P_{aw} = R \times Flow + Vt/C + PEEP$$

- VCVでは「吸気ポーズ」を行うことで,気道内圧の内訳を表わせる(図12-2).吸気ポーズにより「空気を気道に通すのに必要な圧

- を除外した圧」を見ることができる.
- 吸気ポーズ後に平坦となった部分の圧が「プラトー圧」である.
- ピーク圧とプラトー圧の差が「空気を気道に通すのに必要な圧」であり,プラトー圧とPEEPの差が「気道抵抗を除外した場合に呼気の状態から肺を膨らませるのに必要な圧」である.
- **プラトー圧は実際の肺胞内圧**であるため,人工呼吸器関連肺傷害(VALI)を予防するための指標となり,**30 cmH$_2$O以下にすることが推奨**されている[1].
- VCVのプラトー圧測定時の圧波形によって,肺メカニクスを知ることができる.つまり,気道もしくは肺に何らかの問題が生じ,VCVにおいて吸気圧が高圧となった場合(圧アラームが鳴った場合),またはPCVにおいて同じ圧から得られる1回換気量が少なくなった場合に[注],その原因が「気道」にあるのか(気道抵抗上昇),「肺」にあるのか(肺が硬い→コンプライアンス低下)のどちらなのかを認識できる(表12-1).

注):実臨床では,気道もしくは肺に何らかの問題がある場合,VCVでは高圧となり,PCVでは1回換気量が低下する.VCVでは高圧アラーム以上に高圧となれば,それ以上換気が入らなくなり,正確な圧を評価できなくなるため,圧波形による肺メカニクス分析を行う前に圧アラームの上限を上げる必要がある.正確な気道抵抗の測定値を必要

Column 肺コンプライアンスと胸郭コンプライアンス

呼吸器系は,実際には肺だけではなく,肺は胸郭という箱に入った構造をしている.一般的に言われているコンプライアンスは,あくまで**呼吸器系コンプライアンス(肺と胸郭を合わせた構造のコンプライアンス)**であり,肺コンプライアンスではない.つまり,コンプライアンスが低い(肺が硬い)中には,肺のコンプライアンスの低い患者もいれば,胸郭のコンプライアンスが低い患者もいる.分けて考えるためには,食道内圧の測定が必要になる(☞ 19章,p187).

食道内圧がなかったとしても,呼吸器系コンプライアンスが低い患者を目の前にしたときには,「肺」だけでなく,「胸郭」に原因がないかを考える必要がある(具体的には,重度の脊柱側弯症,肥満,腹部コンパートメント症候群による胸腔外からの圧迫).

表12-1 気道抵抗上昇とコンプライアンス低下の原因およびVCVでの圧波形

	気道抵抗上昇	コンプライアンス低下
原因	・気管チューブの詰まり ・気道分泌物 ・気管支攣縮	・肺炎 ・肺水腫 ・肺胞出血 ・Auto PEEPによる過膨張 ・気胸 ・胸腔外臓器による圧迫 ・重度の肥満
VCVでの圧波形		

としないのであれば,波形分析は,矩形波でも漸減波でも可能である.

- 現在の人工呼吸器ではプラトー圧を測定することで,コンプライアンスと気道抵抗を自動で計算できる(気道抵抗を計算するためには,VCVの矩形波にする必要がある).正常のコンプライアンスは50~100 mL/cmH$_2$O,正常の気道抵抗は6~12 cmH$_2$O/Lsecである.
- 気道抵抗とプラトー圧の実際の測定方法を以下に示す.

①患者に吸気努力および呼気努力がないことを確認する.自発呼吸下ではこの方法は使用できない.
②VCVで換気中に高圧アラームが鳴っている場合,または1回低換気アラームが鳴っている場合,VCVに変更し,波形から肺メカニクス分析を行う.

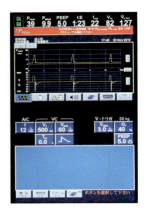

③波形分析を行うために,高圧アラームを一時的に最大まで上げる.正確な気道抵抗の値を測定するのであれば画面のような漸減波ではなく,矩形波にする必要がある.しかし実臨床では「プラトー圧が高くないこと」を確認することで気道抵抗が高いことがわかるため,漸減波で分析を行うことも多い.

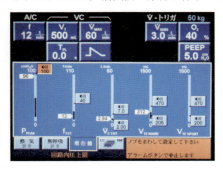

④吸気ポーズボタンを押す．

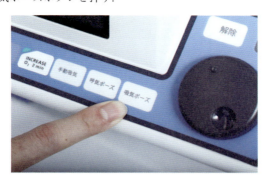

⑤プラトー圧が表示される．ピーク圧は高いが，プラトー圧は低いため，高圧になった原因は「気道抵抗上昇」であることがわかる．

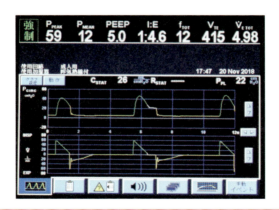

2 PCVのフロー波形から肺メカニクスを知る（自発呼吸のない強制換気時）

- PCVでは，吸気時の気道内圧は一定に保たれるため，気道抵抗やコンプライアンスが変化すると，気道内圧ではなく1回換気量が変化する．

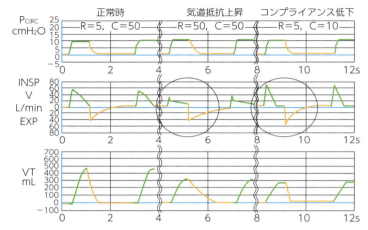

図12-3 **気道抵抗上昇とコンプライアンス低下のPCVでのフロー波形**

- 人工呼吸器が作り出した圧は，人工呼吸器の回路，挿管チューブ，太い気道，細い気道，そして肺胞へと徐々に伝わっていくが，測定されている気道内圧は人工呼吸器回路内の圧であり，肺胞内圧を反映しているとは限らない．
- 完全に肺胞にも気道内圧が伝わったときに，つまり人工呼吸器回路内の圧と肺胞内圧が平衡に達したときに，空気の流れはなくなり，フロー波形が基線（0 L/min）に到達する（図12-3）．
- フロー波形がベースラインに到達していれば，「気道内圧＝肺胞内圧」であり，プラトー圧を測定しなくても，気道内圧がプラトー圧になる．
- フロー波形がベースラインに到達する前に吸気が終了している場合は，「気道内圧＞肺胞内圧（プラトー圧）」であり，実際の吸気終了時の肺胞圧を認識するためには，吸気ポーズを行ってプラトー圧を測定する必要がある．
- 気道抵抗が高い場合には気道内圧と肺胞内圧が平衡状態になるまでに時間がかかる（吸気および呼気のフローで，フロー波形がベースラインに達するまで時間がかかる）．

- コンプライアンスが低い(肺が硬い)場合には肺胞内圧がすぐに高くなり頭打ちになるため，気道内圧と肺胞内圧が平衡に達して空気の流れがなくなるのが早い(呼気および吸気のフローでフロー波形がベースラインに達するまでの時間が早い).
- よって，PCV では吸気のフロー波形から肺メカニクスを予想できる.
- モードにかかわらず，呼気のフローがベースラインに達するまでに時間がかかる場合は，気道抵抗が高いことが予想され，呼気のフローがベースラインに達するまでの時間が短い場合はコンプライアンスが低いことが予想される(後述).

3 Auto PEEP

- 人工呼吸器が助けるのは吸気のみであるため，呼気は患者側の特性，つまり肺と胸郭の弾性と呼気努力のみによって規定される.
- ほとんどの場合，呼気を行うためには呼気努力は必要なく，肺の弾性のみによって受動的に行われるため，呼気フロー波形は気道抵抗とコンプライアンスを直接反映する.
- コンプライアンスが低ければ，呼気の時間は短くなる.
- 気道抵抗が高ければ，呼気の時間は長くなる.
- 気道抵抗が高く，呼気に長い時間を要する場合に，すべて吐ききる前に次の吸気が始まってしまうことがある.
- この肺胞に余分に残ってしまった気体による圧のことを，**Auto PEEP** と呼ぶ.
- Auto PEEP があることにより胸腔内圧が高くなり，静脈還流量を低下させて低血圧が生じることがある.
- 肺の過膨張や高圧により VALI を起こしうる.
- Auto PEEP があるとミストリガーが起こることがある(☞ **18 章**, **p178**).
- 呼気フロー波形に注目し，基線に戻る前に吸気が始まっている場合は，まだ肺胞から人工呼吸器に向かって空気が流れている(圧較差がある)最中に次の吸気が始まっていることを意味しており，Auto PEEP があると判断する(図 7-1, ☞ p61).
- 多くの人工呼吸器では呼気ポーズを行うことで，Auto PEEP を測定できる．しかし，患者が吸気努力・呼気努力を行っている場合，

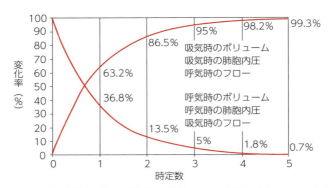

図 12-4 時定数と吸気・呼気時のボリューム，肺胞内圧，フローの変化の関係 [3]
1 時定数につき，ボリューム，肺胞内圧，フローは 63.2% 変化する．

正確に測定することはできない．また図 12-5 をみると，呼気時に気道が完全に閉塞している部分があると，Auto PEEP の測定は過小評価になることがわかる．

- 測定上，Auto PEEP は 5 cmH$_2$O だが，高い胸腔内圧による外側からの圧迫により呼気時に閉塞している気道や粘液栓によって閉塞している気道の圧は反映されていないため，15 cmH$_2$O や 20 cmH$_2$O かかっている肺胞もあることがわかる．実際に重度の COPD や気管支喘息では起こりうることである[2]．

> ### Column　時定数 (time constant)
>
> 「気道抵抗が高いと吸気および呼気に長い時間を要し，コンプライアンスが低いと吸気および呼気に要する時間が短くなる」という感覚的な表現を数字で表したものが，時定数である．時定数は，気道抵抗とコンプライアンスの積により表される．時定数は，一定の換気量に対し，受動的に肺が 63% 膨らむ，またはしぼむまでの時間と一致する．時定数の 5 倍の時間が経つと，ほぼ 100% 膨らむ，またはしぼむことになる (図 12-4)．

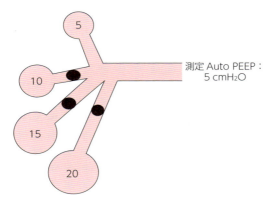

図 12-5 Auto PEEP の測定における過小評価[2)]

- 図 12-6 に PB840(☞ p2)での Auto PEEP 測定時(呼気ポーズボタンを押す)の画面を示す.

Column　時定数(time constant)：実例編①

① ARDS 肺(気道抵抗 12 cmH₂O/L/sec, コンプライアンス 15 mL/cmH₂O)
時定数＝12×15/1,000＝0.18 sec

　自発呼吸がない患者において, 気道抵抗とコンプライアンスを測定した 1 回換気量に対して送気(または呼気)が 95％終了するのに 0.18×3＝0.54 sec 必要であり, 100％終了するのに 0.18×5＝0.9 sec 必要である. つまり, PCV では送気時間を 0.9 sec 以上に設定すれば吸気終了時には気道内圧と肺胞内圧は等しくなっており, 呼気時間が 0.9 sec 以上であれば Auto PEEP は生じないことになる.

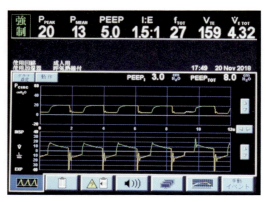

図12-6 PB840でのAuto PEEP測定時(呼気ポーズボタンを押す)の画面(PEEPi＝Auto PEEP)

> **Column** 時定数(time constant)：実例編②
>
> ② COPD肺(気道抵抗25 cmH$_2$O/L/sec，コンプライアンス60 mL/cmH$_2$O)
>   時定数＝25×60/1,000＝1.5 sec
>
>   自発呼吸がない患者において，気道抵抗とコンプライアンスを測定した1回換気量に対して送気(または呼気)が95％終了するのに1.5×3＝4.5 sec必要であり，100％終了するのに1.5×5＝7.5 sec必要である．つまり，PCVでは送気時間を7.5 sec以上に設定しなければ吸気終了時に気道内圧と肺胞内圧は等しくならず，呼気時間が7.5 sec以上でなければAuto PEEPが生じてしまうことになる．しかし，実際にそのような設定は不可能であるため，気道内圧と肺胞内圧が平衡に達する前に送気を終了し，多少のAuto PEEPを容認する呼気時間設定(例えば呼気時定数の5倍ではなく3倍)にする必要がある．また，厳密には吸気時定数と呼気時定数はまったく同一というわけではない．特にCOPDでは吸気に比べて呼気における気道抵抗のほうが高いことが多いため，吸気に比べて呼気の時定数のほうが高く，より時間を要することが多い[4]．

● 参考文献

1) 一般社団法人日本集中治療医学会，一般社団法人日本呼吸療法医学会，一般社団法人日本呼吸器学会 3 学会合同 ARDS 診療ガイドライン 2016 作成委員会（編）：ARDS 診療ガイドライン 2016.
2) Hess DR, et al：Respir Care. 2014 Nov；59(11)：1773-1794(PMID: 25336536)
3) Daoud EG, et al：Respir Care. 2012 Feb；57(2)：282-292(PMID：21762559)
4) Tobin MJ：Principles and practice of mechanical ventilation. 3rd ed. McGraw Hill, 2013

（片岡 惇）

13章 人工呼吸管理中の鎮痛・鎮静

基本知識

- 痛み・不穏・せん妄およびリハビリテーション・睡眠の管理ガイドライン[1, 2]では，鎮痛優先の鎮静（analgesia-first sedation），痛みやせん妄の管理と早期リハビリテーションの重要性が強調されている．
- 痛み，不穏，せん妄の評価には，それぞれ妥当性・信頼性が証明された方法を用いる．
- 気管挿管されているから無条件に鎮痛・鎮静を行うのではなく，「その薬剤は本当に必要か？」を考える必要がある．
- 挿管によって患者の訴えを理解することが困難なことがあるため，体動，表情やバイタルサインの変化に対し，より注意を払う．

1 疼痛の評価方法

- 治療すべき疼痛には神経障害性の痛みに加え，不快な感覚や情動体験という非神経障害性の「痛み」が含まれる．
- 痛みは以下の身体的悪影響をもたらす．

  - ACTHやコルチゾール分泌増加
  - 交感神経系の活性化
  - バソプレシン分泌増加
  - RAA系の活性化による高血糖
  - 頻脈
  - 高血圧
  - 酸素需要の増加
  - 凝固亢進
  - 免疫能低下

- 痛みの記憶がPTSDの発生に関連しており，精神的影響ももたらす．
- 安静時でも痛みを感じており，ICU患者の77％が中等度以上の疼痛を感じている．
- 痛みを自己申告できる場合には，NRSやVASを，痛みを自己申告できない場合には，BPSやCPOTを用いる（☞ p130）．また，

家族が痛みを代わりに申告し，評価に関わることができる．
- バイタルサインは痛み以外の要因でも変化するため，単独で痛みの評価に使用しない．

1) NRS (Numerical Rating Scale)
- 痛みを0から10の11段階に分け，痛みがまったくないのを0，考えられるなかで最悪の痛みを10として，痛みの点数を問う．3点以上は有意な疼痛と評価する．この評価方法を用いるためには患者の意識と認知力が保たれている必要がある．

2) VAS (Visual Analogue Scale)
- 100 mmの線の左端を「痛みなし」，右端を「最悪の痛み」とした場合，患者の痛みの程度を表すところに印を付けてもらう．30 mm以上は有意な疼痛と評価する．この評価方法を用いるためには患者の意識と認知力が保たれている必要がある．

3) BPS (Behavioral pain scale) [3, 4] (表 13-1)
- 挿管管理患者の疼痛の度合いを表情，上肢，呼吸器との同調性で評価する．
- 非挿管患者では呼吸器同調性ではなく，発声を用いて評価する．合計点数は3～12点となり5点以上は有意な疼痛と評価する．患者の意識や認知力が保たれていなくても使用できる．

4) CPOT (Critical-Care Pain Observation Tool)
- 表情・身体運動・筋緊張・発声（挿管時は人工呼吸器との同調性）の4項目で構成されており，各項目の3段階評価（0～2点）を合計して評価する（0～8点）．2点以上は有意な疼痛と評価する．患者の意識や認知力が保たれていなくても使用できる．CPOTの日本語訳であるCPOT-Jを表13-2に示す．

2 痛みの管理
- 痛みの管理には薬物療法だけではなく，痛みを生じさせている原因の除去，患者への状況の説明，環境整備などの非薬物療法を行うことが重要である．
- 静注オピオイド（フェンタニル，モルヒネ）が第1選択薬として推奨されるが，副作用軽減のために非オピオイド性鎮痛薬の併用も考慮する．
- 重度の呼吸抑制をきたすこともあるため必ずオピオイド使用に慣

表13-1 BPS（Behavioral pain scale）[3, 4)

項目	評価	スコア
表情	穏やか	1
	やや硬い（例：眉が下がっている）	2
	完全に硬い（例：まぶたが閉じている）	3
	しかめ面	4
上肢	動きがない	1
	軽く曲げている	2
	拳を握って曲げている	3
	ずっと引っ込めている	4
呼吸器との同調性	同調している	1
	時に咳嗽あるが，概ね同調している	2
	呼吸器とファイティングしている	3
	呼吸器の調整がきかない	4
発声	痛みの発声がない	1
	呻吟が低頻度（≦3回／分）かつ短い（≦3秒）	2
	呻吟が高頻度（>3回／分）または長い（>3秒）	3
	泣き叫ぶ，言葉での訴え（例：痛い），息ごらえ	4

・表情，上肢，呼吸器との同調性（挿管患者）もしくは発声（非挿管患者）における患者の状態をスコア化する．
・合計点数が5点以上は有意な疼痛．

れた医師と量調節を行う．
- オピオイド性の鎮痛薬は意識障害の原因になりうるため，意識障害がある場合は，オピオイド性鎮痛薬も鎮静薬と同時に中止して意識の評価を行う必要がある．

1）フェンタニル
- 効果発現時間が1～2分，半減期も2～4時間と短いため，目的とする鎮痛作用に応じて量を調整しやすいため，ICUでは用いられることが最も多い鎮痛薬である．
- 肝不全患者では蓄積する．
- 10～30μg/時でコントロール良好なことが多いが，吐き気，意識障害，呼吸抑制などの副作用をモニターしながら疼痛がコントロールできるまで必要に応じて増減する．

表 13-2 CPOT-J[2)]

指標	説明		得点
表情	筋の緊張がまったくない	リラックスした状態	0
	しかめ面・眉が下がる・眼球の固定,まぶたや口角の筋肉が萎縮する	緊張状態	1
	上記の顔の動きと眼をぎゅっとするに加え固く閉じる	顔をゆがめている状態	2
身体運動	まったく動かない(必ずしも無痛を意味していない)	動きの欠如	0
	緩慢かつ慎重な運動・疼痛部位を触ったりさすったりする動作・体動時注意をはらう	保護	1
	チューブを引っ張る・起き上がろうとする・手足を動かす/ばたつく・指示に従わない・医療スタッフをたたく・ベッドから出ようとする	落ち着かない状態	2
筋緊張 (上肢の他動的屈曲と伸展による評価)	他動運動に対する抵抗がない	リラックスした状態	0
	他動運動に対する抵抗がある	緊張状態・硬直状態	1
	他動運動に対する強い抵抗があり,最後まで行うことができない	極度の緊張状態あるいは硬直状態	2
人工呼吸器の順応性(挿管患者) または 発声(抜管された患者)	アラームの作動がなく,人工呼吸器と同調した状態	人工呼吸器または運動に許容している	0
	アラームが自然に止まる	咳き込むが許容している	1
	非同調性:人工呼吸の妨げ,頻回にアラームが作動する	人工呼吸器に抵抗している	2
	普通の調子で話すか,無音	普通の声で話すか,無音	0
	ため息・うめき声	ため息・うめき声	1
	泣き叫ぶ・すすり泣く	泣き叫ぶ・すすり泣く	2

・合計点数が2点以上は有意な疼痛.

2) モルヒネ

- 効果発現時間が5〜10分で,排泄相半減期は3〜4時間である.
- 肝・腎代謝であるため腎不全,肝不全がある患者では蓄積に注意が必要.

- 0.5～2 mg/時でコントロール良好なことが多いが，吐き気，意識障害，呼吸抑制などの副作用をモニターしながら疼痛がコントロールできるまで必要に応じて増減する．

3 鎮静深度の評価と鎮静薬の使用方法

- 患者の快適性や安全性の確保，酸素消費量，基礎代謝量の減少のために鎮静薬が使われる．
- プロトコールを用いた浅い鎮静管理が人工呼吸期間やICU在室期間の短縮につながることが報告されており，最低限の鎮静薬の使用にとどめることが望ましい．
- 浅い鎮静で患者の快適性や安全性が確保できず，深鎮静を行わざるを得ない場合でも，1日に1回鎮静薬を中止し，意識および神経学的巣症状の評価（daily interruption）を行う．
- プロトコールを用いた浅い鎮静管理もしくは毎日鎮静を中断する方法のいずれかが推奨される．
- オピオイド性鎮痛薬は鎮静作用も持ち合わせているため，鎮静薬を用いずにオピオイド性鎮痛薬のみを使用して鎮静と鎮痛薬の両方を行うことが可能な場合が多い．
- オピオイド性鎮痛薬のみで鎮静・鎮痛を行ったほうが鎮静薬を併用した場合に比べ，人工呼吸器期間やICU滞在日数が短かった研究があり，まずは鎮痛薬のみでの鎮静（analgesia-first sedation）が勧められている．
- ミダゾラムを使用している場合は，過剰投与により意識障害の遷延が起こりやすいため，1日1回の鎮静薬中止は特に重要である．
- 頭蓋内圧亢進症，てんかん重積状態，ARDSで人工呼吸器との非同調が著しい場合や筋弛緩薬を用いている場合など，浅い鎮静や1日1回の鎮静薬中止を行うことが望ましくない病態がある．
- 鎮静深度の評価には，RASS（Richmond Agitation-Sedation Scale）（表13-3）もしくはSAS（Sedation-Agitation Scale）（表13-4）を用いる．
- 痛みやせん妄，低酸素血症や電解質異常の原因の対応を十分に行ったうえで，鎮静薬を適切に使用する．

1）ミダゾラム

- 鎮静，催眠，抗痙攣，抗不安，健忘の作用があるが，鎮痛の作用

表13-3 RASS

スコア	用語	状況
+4	好戦的	明らかに好戦的,暴力的でスタッフに危害を加えるリスクが高い
+3	非常に興奮している	チューブ,カテーテル類を引っ張る,抜去するもしくはスタッフに攻撃的態度を呈する
+2	興奮している	頻繁な無意図な動作もしくは人工呼吸器と同調できない
+1	そわそわしている	不安でそわそわしているが動作は攻撃的でも活発でもない
0	意識清明,穏やか	落ち着いている
−1	うとうとしている	完全に清明ではないが呼びかけにてアイコンタクトを伴う10秒以上の覚醒
−2	軽い鎮静状態	呼びかけにてアイコンタクトを伴う10秒未満の覚醒
−3	中等度鎮静状態	呼びかけにアイコンタクトを伴わない動作
−4	深い鎮静状態	声かけに無反応だが痛み刺激に動作あり
−5	昏睡	呼びかけ,疼痛刺激に無反応

・目標鎮静深度は−2〜0だが病態に応じて目標を変更する.

表13-4 SAS

スコア	用語	状況
7	危険な興奮	挿管チューブを引っ張る,カテーテルを抜去しようとする,ベッド柵を越えようとする,スタッフに暴力を振るう,のたうちまわる.
6	強い興奮	拘束および身体的制限があることを繰り返し伝える必要がある.挿管チューブを噛む.
5	興奮	不安症状あり,そわそわするが指示には冷静に対応できる.
4	穏やか,協力的	穏やか,簡単に起きる,指示動作可能.
3	鎮静	覚醒困難だが声かけや体を揺すると起きる.簡単な指示には従うがすぐに眠りに入る.
2	深い鎮静	疼痛刺激に反応するがコミュニケーション,指示動作不可.自発運動はあることもある.
1	昏睡	疼痛刺激に無反応.コミュニケーション不可で指示も入らない.

・目標鎮静深度は3〜4だが病態に応じて目標を変更する.

- はない.
- 投与後の発現時間は2〜5分と早く，肝代謝・腎排泄であるため，肝・腎不全の患者では常用量の50％に減量して用いる.
- 脂溶性を示し，長期投与では脂肪組織に蓄積されて鎮静効果が遷延しやすい.
- 非ベンゾジアゼピン系鎮静薬に比べ，せん妄を生じやすく，さらに人工呼吸期間やICU入室期間の延長と関連していることが報告されており，鎮静薬として選択する優先順位は低い.
- プロポフォールやデクスメデトミジンと比較すると血圧低下作用が少ないため，あえてミダゾラムを選択する場合は循環動態が不安定な患者を管理する場合である.
- 使用開始時に，0.01〜0.05 mg/kgを数分かけて静注し，0.02〜0.1 mg/kg/時で維持する.
- 組織への蓄積と鎮静効果の遷延を避けるために，不穏時のみ適宜1〜3 mg程度を静注する使用方法がある.

2) プロポフォール

- 鎮静，催眠，抗痙攣，抗不安，健忘の作用がある．ミダゾラムと同様に鎮痛の作用はない.
- 用量依存性に鎮静作用を発揮し，半減期が短く，鎮静作用の遷延が起こりにくいため，鎮静深度のコントロールが最も容易な鎮静薬である.
- 低血圧および呼吸抑制が生じやすい.
- 48時間以上の投与や4 mg/kg/時以上の大量投与をしたときには，心不全，不整脈，横紋筋融解症，代謝性アシドーシス，腎不全，カテコールアミン抵抗性の低血圧をきたすプロポフォール注入症候群(PRIS：Propofol infusion syndrome)が起こることがある．発症時は薬剤中止および対症療法が必要となる.
- 初回投与として0.3 mg/kg/時(5 μg/kg/分)を5分間投与し，0.3〜3 mg/kg/時で適宜増減する.

3) デクスメデトミジン

- 中枢性α_2受容体に選択的に作用し，鎮静作用，交感神経抑制作用があるが，抗痙攣作用はない．鎮痛効果もあるが，効果が弱いため他鎮痛薬の併用が必要である.
- 呼吸抑制がほとんどない利点があるためNIVなどの非挿管例に

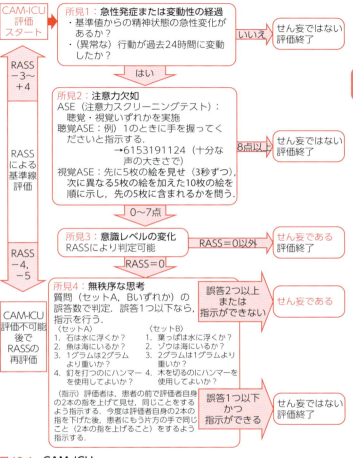

図 13-1 CAM-ICU

も使用可能であるが，深い鎮静には向かない．
- ミダゾラムに比べせん妄の発生が少なかった研究がある．
- 低血圧や徐脈が最も多い副作用である．
- 初期負荷（6μg/kg/時で10分間の投与）後，0.2〜0.7μg/kg/時で

表13-5 ICDSC(Intensive Care Delirium Screening Checklist)

1. 意識レベルの変化 (A)反応がないか、(B)何らかの反応を得るために強い刺激を必要とする場合は評価を妨げる重篤な意識障害を示す。もしほとんどの時間(A)昏睡あるいは(B)昏迷状態である場合、ダッシュ(－)を入力し、それ以上評価を行わない。 (C)傾眠あるいは、反応までに軽度ないし中等度の刺激が必要な場合は意識レベルの変化を示し、1点である。 (D)覚醒、あるいは容易に覚醒する睡眠状態は正常を意味し、0点である。 (E)過覚醒は意識レベルの異常と捉え、1点である。	
2. 注意力欠如：会話の理解や指示に従うことが困難。外からの刺激で容易に注意がそらされる。話題を変えることが困難。これらのうちいずれかがあれば1点。	
3. 失見当識：時間、場所、人物の明らかな誤認。これらのうちいずれかがあれば1点。	
4. 幻覚、妄想、精神障害：臨床症状として、幻覚あるいは幻覚から引き起こされていると思われる行動(例えば、空をつかむような動作)が明らかにある。現実検討能力の総合的な悪化。これらのうちいずれかがあれば1点。	
5. 精神運動的な興奮あるいは遅滞：患者自身あるいはスタッフへの危険を予防するために追加の鎮静薬あるいは身体抑制が必要となるような過活動(例えば、静脈ラインを抜く、スタッフをたたく)、活動の低下、あるいは臨床上明らかな精神運動遅滞(遅くなる)。これらのうちいずれかがあれば1点。	
6. 不適切な会話あるいは情緒：不適切な、整理されていない、あるいは一貫性のない会話。出来事や状況にそぐわない感情の表出。これらのうちいずれかがあれば1点。	
7. 睡眠/覚醒サイクルの障害：4時間以下の睡眠、あるいは頻回な夜間覚醒(医療スタッフや大きな音で起きた場合の覚醒を含まない)。ほとんど1日中眠っている。これらのうちいずれかがあれば1点。	
8. 症状の変動：上記の徴候あるいは症状が24時間のなかで変化する(例えば、その勤務帯から別の勤務帯で異なる)場合は1点。	

・このスケールはそれぞれ8時間のシフトすべて、あるいは24時間以内の情報に基づき完成される。「明らかな徴候がある＝1ポイント」「アセスメント不能、あるいは徴候がない＝0ポイント」で評価する。それぞれの項目のスコアを対応する空欄に0または1で入力する。
・4点以上あればせん妄と診断する。

表13-6 ABCDE バンドル

A	Awakening trials for ventilated patients	毎日の覚醒トライアル
B	Breathing (Spontaneous breathing test)	毎日の呼吸器離脱トライアル
C	Coordination of Daily Awakening and Breathing	A+B の調整
	Choice of Sedation and analgesics	鎮痛・鎮静薬の選択
D	Delirium monitoring and management	せん妄の評価と対応
E	Early Mobility and Exercise	早期離床,リハビリテーション

維持する.

4 ICUにおけるせん妄

- 集中治療分野での死亡率,ICU 入室期間や入院期間の延長,ICU 退室後の認知機能障害に関連しており,予後不良因子として知られている.
- 早期の認識のためのモニタリング(CAM-ICU:図13-1,ICDSC:表13-5)と予防が重要である.
- 薬物療法は,小規模な RCT でクエチアピンが罹病期間を短縮した報告があるものの,ICU では有用とされているデータは少ない.
- 環境を整えて睡眠の質を上げ,リハビリテーション早期介入による離床を促すことで,発症と持続時間が減ることが知られている.

5 ABCDE バンドル

- 鎮痛・鎮静薬の不適切使用でせん妄,廃用(ICU acquired weakness)が進行することが知られている.
- これらの合併症予防目的に鎮静,せん妄の評価と早期リハビリテーションに対する対策を組み合わせた ABCDE バンドル(表13-6)が提唱[7]されている.
- ABCDE バンドルは人工呼吸器装着患者のせん妄と筋力低下予防のみならず,人工呼吸期間および入院期間の短縮につながることが報告されている.人工呼吸器管理をしていない患者を含めた比

較研究でもせん妄の減少が認められた報告[8]もある．さらに家族介入のFを加えたABCDEFバンドルの有用性も報告されている[9]．

● **参考文献**
1) Devlin JW, et al：Crit Care Med. 2018 Sep；46(9)：e825-873(PMID：30113379)
2) 日本集中治療医学会J-PADガイドライン作成委員会：日本版・集中治療室における成人重症患者に対する痛み・不穏・せん妄管理のための臨床ガイドライン．日集中医誌 2014；21：539-579
3) Payen JF, et al：Crit Care Med. 2001 Dec；29(12)：2258-2263(PMID：11801819)
4) Chanques G, et al：Intensive Care Med. 2009 Dec；35(12)：2060-2067(PMID：19697008)
5) Gélinas C, et al：Clin J Pain. 2007 Jul-Aug；23(6)：497-505(PMID：17575489)
6) Bergeron N, et al：Intensive Care Med. 2001 May；27(5)：859-864(PMID：11430542)
7) Vasilevskis EE, et al：Chest. 2010 Nov；138(5)：1224-1233(PMID：21051398)
8) Balas MC, et al：Crit Care Med. 2014 May；42(5)：1024-1036(PMID：24394627)
9) Barnes-Daly MA, et al：Crit Care Med. 2017 Feb；45(2)：171-178(PMID：27861180)

（鍋島正慶）

14章 呼吸器離脱

基本知識

- 長引く人工呼吸管理は，感染症や筋力低下などの合併症を引き起こすため[1]，人工呼吸管理を始めたら，抜管を行えるか，行えないのであればどうすれば抜管を行えるようになるのかを，常に考える．

1 ウィーニングと Daily SBT

- 人工呼吸器が必要なくなることを「人工呼吸器からの離脱」という．呼吸器離脱のための方法には大きく2つに分けて「ウィーニング」と"Daily SBT"（SBT は自発呼吸トライアル：spontaneous breathing trial）がある．
  - **ウィーニング**：人工呼吸器からのサポートを徐々に減少させていくこと
  - **Daily SBT**：自発呼吸とほぼ同じ条件になるように人工呼吸器からのサポートを突然減少させて問題なく呼吸できるかを毎日繰り返し確認し，合格した時点で抜管すること
- Daily SBT では，SBT に合格しなかった場合（失敗の基準は後述）は原疾患がまだ改善していないと判断する．人工呼吸器の設定を十分余裕のある設定に戻すことで呼吸筋を休めて原疾患の改善を待ち，翌日に再度 SBT を行う．
- 多くの急性期患者は，ウィーニングを行わなくても，気管挿管に至った原因が改善すれば，どこかの時点で SBT に合格して抜管に至る．
- すべての人工呼吸器患者が Daily SBT によって抜管できるわけではなく，長期の人工呼吸管理による呼吸筋の萎縮や ICU-AW により，抜管までにウィーニングが必要となる患者が一定数いる．ウィーニングの方法はさまざまで，PSV で PS を徐々に下げていく方法，サポートを低くする時間や T ピース（挿管チューブ

から人工呼吸器を外して加湿だけを行っている状態)の時間を徐々に延長させていくOn-off法がある.
- 急性期患者の人工呼吸管理は,①人工呼吸器が必要となった病態の治療,②離脱のプロセスに進めるかの判断,③自発呼吸トライアル(SBT:spontaneous breathing trial),④抜管,⑤抜管後の管理,再挿管の予防に分けられる[1].本章では②の過程から説明する.

2 「離脱のプロセスに進めるか」の判断

- 離脱のプロセスに進めるかどうか判断するには,人工呼吸器が必要になった原疾患が改善傾向にあることに加え,MOVES(☞ p18,以下にも再掲)の問題が解決していることが必要である.

M	Mental status / Maintain airway	意識障害,気道維持の問題
O	Oxygenation	通常の酸素療法で改善しない低酸素血症
V	Ventilation	換気障害
E	Expectoration / Expected course	喀痰排泄の問題,今後の悪化が予測される場合
S	Shock	ショック:相対的適応

- 人工呼吸が必要となった原疾患が悪化もしくは改善傾向にない場合には,抜管はできない.しかし,完全に改善していなくても,改善傾向にあれば抜管はできることが多い.
- GCS(Glasgow coma scale)が8以下の意識障害がある患者の中には,抜管しても気道の維持にまったく問題がない患者から,抜管するとすぐに舌根が沈下して窒息してしまう患者,持続的に唾液を誤嚥し続ける患者まで含まれており,GCSが8以下であるだけで自動的に抜管ができないわけではない.
- 離脱をするにあたって酸素化に問題がないという判断には,F_IO_2 0.5以下およびPEEP 5~8 cmH$_2$O以下の設定でSpO_2が90%以上に保たれていることを基準にすることが多いが,「抜管後も通常の酸素療法,NIV,HFNCで同様の酸素化が維持できる」と判断することが重要である[1].

- 抜管後に呼吸仕事量が多いと，抜管失敗につながるため，抜管前の分時換気量が多すぎないことを確認する．分時換気量は理想体重で 0.1 L/kg/ 分程度であることが理想であるが，感覚的には分時換気量が 10 L/ 分を超えていれば，抜管後に人工呼吸器のサポートなしで死腔や代謝性アシドーシスを補正するために同じ分時換気量を維持することが困難なことが予想される．
- 呼吸筋疲労のために，浅く速い呼吸になっていないかを確認する．後述する自発呼吸トライアル(SBT)では，RSBI〔rapid shallow breathing index：呼吸数(回/分)を 1 回換気量(L)で除したもの〕が 105(回/分/L)未満であることが，抜管成功の指標としてよく用いられている[1]．例えば SBT で呼吸回数が 20 回/分で，1 回換気量が 500 mL(0.5 L)であれば，20/0.5 = 40 であり，105 を十分下回っているため，抜管後に呼吸筋疲労で再挿管になる可能性は低いことが予想される．SBT を行う前の設定ですでに RSBI が 105 を超えているようであれば，さらにサポートが少ない SBT を行う意義は少ない．ただし，間質性肺炎などでもともと肺が硬い患者は RSBI が 105 以上が通常の呼吸であり，抜管しても問題がないことがある．
- 「MOVES に問題がない」と判断するための基準例を表 14-1 に示す．
- 上記より，抜管の判断に血液ガス分析が必要になることは少ないことがわかる．高 CO_2 血症や代謝性アシドーシスが原因となって挿管された患者は，例外的に抜管の判断に血液ガス分析が必要となることがある．

3 自発呼吸トライアル(SBT)

- 離脱に進めると判断し，循環動態が落ち着いていれば，抜管後の状態を再現して本当に抜管しても問題がないかを確認するために SBT(spontaneous breathing trial)を行う．
- SBT は挿管チューブから人工呼吸器を外して加湿だけを行っている状態(T ピース)もしくは人工呼吸器を使用したまま最小限のサポートで行う．
- 人工呼吸器を使用したままサポートを最小限にするには，PEEP 5～8 cmH_2O，サポート圧 5～8 cmH_2O が用いられることが多

表 14-1 「MOVES に問題がない」と判断するための基準例

M	Mental status	覚醒している，または意識状態が安定している（GCS 8 以下でも問題ないこともあり，必ずしも指示に従える必要はない）
	Maintain airway	咳嗽反射が保たれている
O	Oxygenation	F_iO_2 0.5 以下および PEEP 5〜8 cmH_2O 以下の設定で SpO_2 が 90％以上に保たれている
V	Ventilation	身体所見上，吸気努力が強くない 分時換気量が理想体重で(0.1 L/kg+1〜2 L)/分以下 呼吸回数 /1 回換気量(L)<105 回 / 分 /L
E	Expectation	咳嗽反射が保たれている，喀痰の量・吸引の回数が少ない
	Expected course	状態が改善傾向にあり，悪化していかないことが予測される
S	Shock	循環が安定（少量の血管作動薬のみならば可：ドパミン ≦5 μg/kg/min，ドブタミン ≦5 μg/kg/min，ノルアドレナリン ≦0.05 μg/kg/min） 新たな心筋虚血が起きていない

い[3]．

- T ピースよりも人工呼吸器を使用したままのほうが，人工呼吸器のモニターにより呼吸数や換気量をモニターができ，アラームも使用できるメリットがある．
- SBT は通常 30 分〜2 時間以内で評価を行い，合格すれば抜管を考慮する[3]．
- SBT 失敗の基準は表 14-2 を参照．基本的には SBT に設定を変更後に「苦しそう」になったら SBT 失敗である．SBT に失敗したら，元の人工呼吸器設定に戻し，なぜ抜管できなかったかを検討し，補正できる要因を取り除いてから，翌日再度 SBT を行う．
- 初回の SBT の失敗は，20％で起きるが，75 パーセンタイルの患者は，4 日目には成功する[1]．
- 陽圧による利点を大きく享受している疾患（例：左心不全や慢性閉塞性肺疾患）であれば，たとえ SBT に合格したとしても，抜管により陽圧（PEEP 5 cmH_2O であったとしても）がなくなった場合に呼吸不全が再燃する可能性があることを念頭に置く．

表14-2 SBTの失敗の基準例[1]

意識	・興奮や不穏
呼吸	・呼吸促迫（呼吸補助筋の使用，奇異呼吸，発汗，呼吸数＞35回もしくは50％以上の増加，RSBI＞105） ・1回換気量低下（理想体重で4 mL/kg以下） ・酸素化障害（SpO_2＜90％）
循環	・頻脈（心拍数＞140 bpmもしくは20％以上の増加） ・血圧変化（収縮期血圧＞180 mmHgもしくは20％以上の増加，収縮期血圧＜90 mmHg） ・不整脈

4 抜管の手順

- SBTに合格したとしても抜管失敗は約10〜15％で起こる[1]ため，必ず再挿管がスムーズに行えるための準備が必要である．
- 再挿管がスムーズに行えるための準備として，抜管時には喉頭鏡や挿管チューブよりも，バッグバルブやジャクソンリースと換気用のマスクがベッドサイドにあることが最も重要である．再挿管が必要と判断された場合に最初に必要となる手技はバッグバルブマスクによる用手換気であり，気管挿管ではない．
- 再挿管時にfull stomachであることがないように，抜管する場合には，可能な限り水分は2時間前，経腸栄養剤は6時間前から中止する．
- 胃内容物の残存が予想される場合には胃管から胃内容物を吸引する[4]．
- 抜管のときの体位に決まったものはないが，特に禁忌がない限りは，十分な咳嗽で喀痰の排出ができるように頭部挙上で行ったほうがよい[4]．
- 抜管前に気管内および口腔内を十分に吸引しておく．
- 抜管と同時に，無気肺防止のために加圧を行うか，たれ込み防止のために吸引を行うか，どちらも行わないかは施行者の好みに依存しており，まったくエビデンスはなく，あまり重要ではない．そもそも抜管後には陽圧はなくなり，自分自身の咳嗽で喀痰を排泄する必要があるため，抜管の瞬間だけ行う加圧や吸引次第で再挿管のリスクが変化するような状態であれば抜管を行うべきではない．

表14-3 抜管失敗のリスク因子[7]

・SBT を2回以上失敗している	・抜管時後に上気道狭窄音がある
・心不全患者	・65歳以上である
・抜管後の $PaCO_2$ が 45 mmHg より高い	・抜管日の APACHE Ⅱ が12点より高い
・複数合併症がある	・呼吸不全の原因が肺炎である
・咳嗽が弱い	

- 経口胃管を入れている場合には,同時に抜去する.
- 挿管時には問題がなかった場合でも,挿管後の病態(浮腫や上気道術後)により上気道狭窄が起こる場合があるため[4],抜管後に頸部の聴診を行う.
- 必要であれば,再度口腔内の吸引や HFNC や NIV を含む酸素療法を行う.

5 抜管後の管理,再挿管の予防

- 抜管失敗とは,抜管後 48~78 時間以内に再挿管や NIV の装着が必要となった場合や,死亡した場合と定義される[1]ことが多い.
- 再挿管は,人工呼吸管理時間の延長および死亡率の上昇と関連がある[1].
- 抜管失敗のリスクには,以下の表14-3 のようなものがある.
- COPD,高 CO_2 血症,高度肥満,心不全の患者には,抜管後すぐに予防的に NIV を使用することを考慮する[3].
- 再挿管の低リスク患者においても,HFNC が通常の酸素療法に比べ再挿管を減らしたとする研究[5]や,高リスク患者においても HFNC が NIV に比べ非劣性であった研究[6]が発表されているが,「陽圧が必要な患者には NIV」,「高濃度酸素が必要な患者には HFNC」という基本原則で使い分けを考える.

6 上気道の問題

- 上気道の問題は,5~15% で起こり[8],喉頭浮腫と咳嗽が弱いことによる喀痰排泄困難が原因となる[9].
- 咳嗽力の強さの評価には咳嗽時呼気のピークフローが用いられることがあり,60 L/min 以下であれば有意に再挿管のリスクが上がることが報告されている.

- 喉頭浮腫のリスクには，女性，長期間の挿管管理(6日以上)，大口径の気管チューブや高いカフ圧，挿管困難[3, 9]がある．
- 喉頭浮腫の評価として，カフリークテストを用いることがある[3, 9]．
- カフリークテストとは，「浮腫を起こした上気道では，気管内チューブのカフを抜いた状態でもチューブと気道の間に隙間がほとんどなくなるため，1回換気量のリークが起こらない，または少ない」という考え方を用いたテストである．
- 設定の1回換気量から，カフを抜いた状態で実際に測定された呼気の1回換気量を引いた量をリークとして評価する．
- リークの量が110 mL以上の場合，カフリークテスト陰性とされ，浮腫はないと判定される．一方，110 mL以下の場合は，カフリークテスト陽性とされ，浮腫が存在すると判定される[9]．例えば，カフを抜いた状態であるにもかかわらず，400 mLの設定1回換気量がそのまま呼気で測定されれば，チューブと気道の間にリークを起こす隙間はほとんどなく，上気道が浮腫を起こしている状態が予想される．陰性または陽性という言葉は，リークの有無ではなく，「浮腫の有無」に対して使われることに注意する．
- カフリークテストが陰性であった場合は，喉頭浮腫のリスクは低いと考えて抜管が可能である．
- カフリークテストが陽性であった場合，可逆的な上気道浮腫の原因があるのであればステロイドによる治療，抜管を延期するなどの対策が必要である．可逆的ではない上気道閉塞の原因が考えられる場合は気管切開を行う必要がある．
- カフリークテストが陽性であった場合でも，喉頭浮腫やその他の上気道閉塞のリスクが低い患者であれば，再挿管に備えた細心の準備を行いながら抜管を行うことは可能である．カフリークテストが陽性であることだけで抜管をしなかった場合，いたずらに人工呼吸期間が延長する可能性がある．

7 カフリークテストの実施方法[9]

① 実施前に，気管内，口腔内を十分に吸引し，VCVモードに変更する

② カフに空気が入った状態において，設定1回換気量と呼気量がほぼ同量であることを確認する

表14-4 気管切開の利点

・人工呼吸器関連肺炎(VAP)や副鼻腔炎のリスクの減少	・意思疎通が容易
・患者の快適性の増加	・気道抵抗の減少
・鎮静の必要性の減少	・口腔内・気道ケアが容易

③ カフから空気を抜く
④ 連続6回の呼気量を記録する(数回でプラトーに達するはずである)
⑤ 少なかった3回の呼気量の平均値を出す
⑥ 設定の1回換気量と,カフの空気を抜いた後の呼気量の平均値の差を求める

- その他に,超音波やビデオ喉頭鏡による直接観察を用いることもある[9)].
- 喉頭浮腫のリスクが高いと判断した場合は,予防として抜管12〜24時間前から4〜6時間おきにメチルプレドニゾロン20〜40 mg(合計80〜160 mg)を投与する[3, 9)].
- 気道熱傷後で喉頭浮腫のリスクが非常に高いと判断した場合には,チューブエクスチェンジャーを留置したまま抜管し,経過観察する[4)].
- 喉頭浮腫が起きた場合には,メチルプレドニゾロン20〜40 mg静注や,アドレナリン0.5〜1 mg+生理食塩水5 mL吸入が用いられる[9)]が,改善に乏しければ躊躇せずに再挿管を行う[9)].

8 気管切開の利点・欠点・時期

- 長期の人工呼吸管理が必要と考えられるときには,気管切開を行う[10)].
- 人工呼吸器による換気サポートが必要な患者だけではなく,気道維持の困難が予想される神経障害や頭部外傷による意識障害がある患者,そして頭頸部術後の患者に対しても行われる[10)].
- 経口挿管を継続することに比べ,多くの利点(表14-4)がある[10)].
- 合併症には,直後の合併症,早期合併症,晩期合併症がある(表14-5)[10)].
- 気管切開を早期(人工呼吸器管理開始3〜10日以内)に行うほうが

表14-5 気管切開の合併症[10]

術直後	出血,気管の構造的損傷,誤嚥,空気塞栓,低酸素血症,高 CO_2 血症,死亡
早期	出血,気管チューブのずれ・自己抜去,気胸,縦隔気腫,感染,潰瘍形成,嚥下障害
晩期	気管狭窄,肉芽形成,気管軟化,肺炎,誤嚥,気管動脈瘻,気管食道瘻,気管チューブの自己抜去,嚥下障害

よいか,晩期(それ以降)に行うほうがよいかは結論が出ていない[10].

- もう少し待てば気管切開の必要はなく,抜管ができたはずの患者に対して気管切開を行うリスクと,明らかに気管切開が必要になる患者に対していたずらに気管切開を延期して経口挿管の時期を延長させるリスクを考慮に入れて気管切開の時期を決定する必要がある.
- 外傷や神経障害(脳卒中や頭部外傷,脊髄損傷)で明らかに長期間の気道保護が必要になることが予想される患者には,気管切開を早期に行ったほうがよいかもしれない[10].

●参考文献

1) Boles JM, et al:Eur Respir J. 2007 May;29(5):1033-1056(PMID:17470624)
2) 3学会合同人工呼吸器離脱ワーキング 人工呼吸器離脱に関する3学会合同プロトコール
   2015 http://www.jsicm.org/pdf/kokyuki_ridatsu1503b.pdf
3) Ouellette DR, et al:Chest. 2017 Jan;151(1):166-180(PMID:27818331)
4) Difficult Airway Society Extubation Guidelines Group, et al:Anaesthesia. 2012 Mar;67(3):318-340(PMID:22321104)
5) Hernández G, et al:JAMA. 2016 Apr;315(13):1354-1361(PMID:26975498)
6) Hernández G, et al:JAMA. 2016 Oct;316(15):1565-1574(PMID:27706464)
7) McConville JF, et al:N Engl J Med. 2012 Dec;367(23):2233-2239(PMID:23215559)
8) Thille AW, et al:Am J Respir Crit Care Med. 2013 Jun;187(12):1294-1302(PMID:23641924)
9) Pluijms WA, et al:Crit Care. 2015 Sep;19:295(PMID:26395175)
10) Cheung NH, et al:Respir Care. 2014 Jun;59(6):895-915;discussion 916-919(PMID:24891198)
11) Mitchell RB, et al:Otolaryngol Head Neck Surg. 2013 Jan;148(1):6-20(PMID:22990518)

12) Strametz R, et al：Laryngeal mask airway versus endotracheal tube for percutaneous dilatational tracheostomy in critically ill adult patients. In：Strametz R, editor：Cochrane Database of Systematic Reviews. Chichester, UK：John Wiley & Sons, Ltd；2014
13) Heunks LM, et al：Crit Care. 2010；14(6)：245(PMID：21143773)

〔鍋島正慶〕

15章 疾患別の呼吸器設定例

1 ARDS

- ARDS(急性呼吸窮迫症候群:Acute Respiratory Distress Syndrome)は「何らかの侵襲による肺の病的反応」で,「侵襲」には肺炎,誤嚥などの肺に対する直接損傷と,敗血症,外傷,急性膵炎などの間接損傷がある[1,2].
- 病態は肺血管透過性亢進に伴う肺水腫で,病理学的にはびまん性肺胞傷害(DAD)が特徴的とされるが[3],臨床的には「心不全だけでは説明がつかない,急性に酸素化と両肺の画像所見が悪化した呼吸不全」がすべて ARDS の診断となるため,その原疾患としてさまざまな呼吸器疾患が含まれることになる.
- ARDS 自体には効果が証明された特異的な治療薬はないが,その原疾患には特異的な治療薬がある場合がある.鑑別診断を常に意識する.
- ARDS の原疾患の鑑別

・感染性の肺炎(細菌性,ウイルス性,真菌性)	・特発性間質性肺炎
・びまん性肺胞出血	・過敏性肺炎
・急性好酸球性肺炎	・肺胞蛋白症
・薬剤性肺傷害	・癌性リンパ管症
・膠原病に関連した間質性肺炎	

- 心原性肺水腫も重要な鑑別疾患あるいは合併病態として常に考慮する.

1) ARDS の定義と診断基準

- 2012 年に AECC definition[4] から Berlin definition[5] に定義が変更された.
- Berlin definition では以下のすべての項目を満たす.

1. 発症	何らかの侵襲／新しい（新たに悪化した）呼吸器症状から1週間以内
2. 画像所見	胸水，無気肺または小結節影のみでは説明のつかない両側浸潤影
3. 肺水腫の原因	心不全や輸液過剰のみでは説明のつかない肺水腫．疑わしい場合はエコーなどの客観的評価を用いて評価する必要がある
4. 酸素化（測定には最低限 5 cmH$_2$O の PEEP が必要）	軽症 P/F 201〜300，中等症 P/F 101〜200，重症 P/F≦100 ＊P/F＝PaO$_2$/F$_I$O$_2$ 比（例 F$_I$O$_2$ 0.4 の際に PaO$_2$ 100 mmHg だとすれば，P/F＝100/0.4＝250）

2) ARDS の人工呼吸器管理

- 人工呼吸器関連肺傷害（VALI：ventilator associated lung injury）を防ぎ，これ以上肺を悪化させないように努める．「肺の過伸展の防止」としての低容量人工呼吸器管理 low tidal strategy と，「虚脱の防止」としての PEEP が重要である[6,7]．
- Low tidal strategy については，1回換気量を 6 mL/kg，プラトー圧を 30 cmH$_2$O 以下にする群が，1回換気量を 12 mL/kg，プラトー圧を 50 cmH$_2$O 以下にする群と比較し，有意に ARDS 患者の院内死亡率を下げる結果が示され，低1回換気は強く推奨されている[8]．
- 近年発表された研究では，1回換気量よりも driving pressure（ΔP＝プラトー圧－PEEP＝VT/C$_{rs}$）が ARDS の予後を規定していると報告されたことより[9]，driving pressure が 15 cmH$_2$O より低くなるように設定することが望ましい可能性が高い．
- 以下の ARDS network プロトコールを参考に呼吸器設定を行う．

3) ARDS 患者における人工呼吸器初期設定例

ポイント：過伸展や圧損傷により，これ以上肺を痛めない呼吸器設定を意識する

- ARDS network 呼吸器プロトコール[10]を参照して作成．食道内圧モニタリングを用いた管理については 19 章（☞ **p194**）

- **換気モード**：assist control mode（患者が苦しそうでなければ従量式か従圧式かはどちらでも構わない）
- **1回換気量**：6 mL/kg（体重は予想体重を使用）
- **予想体重**：男性 50 + 0.91（身長 cm − 152.4）kg
  女性 45.5 + 0.91（身長 cm − 152.4）kg
- **driving pressure（プラトー圧−PEEP）**：15 cmH$_2$O 未満
- **プラトー圧**：30 cmH$_2$O 以下（圧外傷を防ぐため）
- **呼吸回数**：pH 7.35〜7.45 を維持するように 6〜35 回/min で設定（場合によっては pH 7.15 まで許容する：後述）
- **I/E 比**：1:1〜1:3
- **酸素化の目標**：PaO$_2$ 55〜80 mmHg，または SpO$_2$ 88〜95%
- **PEEP の決め方**：酸素化の目標を維持するように，プラトー圧が 30 cmH$_2$O を超えない範囲で F$_I$O$_2$ に応じた高めの PEEP を設定していく．ただし，PEEP を上げることによってかえって酸素化が悪化するという因果関係が明らかなときは，F$_I$O$_2$ と PEEP の対応にこだわらず，PEEP を下げる必要がある．

- 以下，表7-1，7-2 を再掲する

表7-1（再掲） F$_I$O$_2$ に対して PEEP が低めに設定されている対応表[10]
Lower PEEP/higher F$_I$O$_2$

F$_I$O$_2$	0.3	0.4	0.4	0.5	0.5	0.6	0.7	0.7
PEEP	5	5	8	8	10	10	10	12
F$_I$O$_2$	0.7	0.8	0.9	0.9	0.9	1.0		
PEEP	14	14	14	16	18	18〜24		

表7-2（再掲） F$_I$O$_2$ に対して PEEP が高めに設定されている対応表[10]
Higher PEEP/lower F$_I$O$_2$

F$_I$O$_2$	0.3	0.3	0.3	0.3	0.3	0.4	0.4	0.5
PEEP	5	8	10	12	14	14	16	16
F$_I$O$_2$	0.5	0.5〜0.8	0.8	0.9	1.0	1.0		
PEEP	18	20	22	22	22	24		

- PEEP 設定は種々のプロトコールがあるが，そもそも高い PEEP が予後を改善するのか，適切な PEEP の決定方法は何か，についてはまだ結論が出ていない．
- 中等症以上の ARDS には高めの PEEP が生命予後の改善に関連

して可能性があることが報告されており[11],わが国のARDS診療ガイドラインでは中等症以上のARDSには高めのPEEPを用いることが提案されている[12].
- 一時的に高圧をかけて虚脱した肺を開通させ(リクルートメントマニューバー),最良のコンプライアンスになる高PEEPを設定するオープンラング戦略が有効ではないかと考えられていたが,中等度以上のARDSに対するルーティンのリクルートメントマニューバー(最高プラトー圧60 cmH_2O)と高PEEPは死亡率を悪化させる報告があり[13],特に極端に高い圧を用いたオープンラング戦略の施行は推奨されない.
- **呼吸器の設定変更のポイント**

> プラトー圧>30 cmH_2O のとき
> ・1 mL/kg ずつ1回換気量を減量(4 mL/kg まで)
> ・pH<7.15 か1回換気量4 mL/kg のとき,プラトー圧>30 cmH_2O を許容
> ・慣れた施設であれば食道内圧を計測し,経肺圧(気道内圧−食道内圧)が20〜25 cmH_2O 以下であれば,高い気道内圧は許容する選択肢もある
> ※1回換気量を6 mL/kg 以下にコントロールするためには,RASS−3〜−4の深鎮静や筋弛緩管理を行わざるをえないことがある
> ※肺保護目的に換気量を低下させるために必然的に呼吸性アシドーシスが進行することがある.pH>7.15 を維持している間はそれを許容する(permissive hypercapnea)

4)その他の治療

(1)輸液の制限
- 肺への侵襲を防ぐため循環動態が安定しているのであれば臓器灌流に影響を及ぼさない程度に輸液を制限する管理を行う.
- CVP(4 cmH_2O 以下)やPAWP(8 cmH_2O 以下)を指標とした制限的な輸液管理を行うことで人工呼吸器装着期間が短くなるという報告がある[14].

(2)筋弛緩
- P/F<150の重症ARDSに対して48時間の筋弛緩薬(cisatracurium)使用による死亡率改善の報告がある[15].

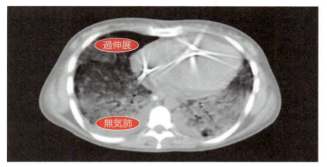

図 15-1　ARDS における含気の非均一性（heterogeneity）

- 筋弛緩が重症 ARDS の生命予後を改善する可能性がある機序として，患者の吸気努力や二段トリガーなどの非同調による経肺圧の上昇を抑制することが考えられる．
- わが国では cisatracurim は認可されておらず，使用できる筋弛緩薬はステロイド環を有するベクロニウムとロクロニウムであるため，ICUAW（ICU-acquired weakness）との関連も懸念されている（特にステロイドとの併用時）．
- 筋弛緩薬を使用するのであれば，吸気努力が強く，これ以上肺の状態が悪化したら後がないような重症 ARDS 患者に限定し，使用期間をできるだけ短期間にとどめる努力が大切である．

(3) 腹臥位療法
- 肺の含気は肺全体を通して均一ではない．図 15-1 のように，肺の床側の領域（dependent lung field）では虚脱による肺傷害，肺の天井側の領域（independent lung field）では過伸展による肺傷害が起こりやすいことがわかっており，これは含気の非均一性（heterogeneity）と呼ばれている．
- 仰臥位では，心臓と腹腔内臓器の重みから床側の領域では無気肺が生じやすいこと，そして胸骨と肋骨の間に関節があるために胸郭前面の可動性が高いことから，人工呼吸器によって送り込まれた空気は背側ではなく，胸郭前面である天井側の肺に移動しやすいことが含気の非均一性の生理学的背景である．
- 含気の非均一性が高い場合，同じ 1 回換気量でも腹側では過伸展

による肺傷害，背側では無気肺による肺傷害が生じていることになる．腹臥位にすることで心臓と腹腔臓器の重みは肺に伝わりにくくなり，他の部分と比べて可動性が高い胸部前面が押さえつけられることにより，肺全体の含気の度合いが均一に近づくため，含気の非均一性による肺傷害も軽減されることが予想される．この理論から，腹臥位を長時間（1日16時間）行った結果，仰臥位のみの群と比べて死亡率が優位に低かったことが報告された[16]．

- わが国のガイドラインでは中等症以上のARDS患者に対しては腹臥位を行うことを提案している[12]．ATS/ESICM/SCCMガイドラインでは，重症のARDS患者に対して12時間以上の腹臥位を施行することが強く推奨されている[17]．
- 腹臥位を安全に行うためには，顔面の浮腫や褥瘡などの合併症対策や事故抜管時などのトラブルシューティングを含めた「施設としての経験」が必要である．腹臥位をこれから開始する施設ではワーキンググループの設置やシミュレーションの開催など，多職種による努力が必要である．

(4) ECMO

- 重症ARDSに対してECMO（体外式膜型人工肺：Extracorporeal membrane oxygenation）を使用することで予後の改善が得られるかは議論があるところである[18]．しかし治療抵抗性で致死的な低酸素血症，高CO_2血症に対してはECMOを導入するしかない状況もあり，その場合は原疾患が改善するまでの期間のECMOの施行が考慮される．また，ECMO管理により酸素化が保たれるだけではなく，血中のCO_2濃度を低く保つことで呼吸努力が抑えられるため，肺傷害が最低限に抑えられる可能性がある．施設の熟達度やECMOによる合併症とのバランスで適応を考えることが重要である．

(5) ステロイド

- 現時点でARDSにおけるステロイドの治療効果についての質の高いエビデンスはない．ステロイド投与により人工呼吸器に依存しない期間が増加するメタ解析を元に，わが国のARDS診療ガイドラインではメチルプレドニゾロン1〜2 mg/kg/dayの投与あるいはハイドロコーチゾン200 mg/dayの投与が提案されている[12]．
- ARDSの原疾患が，間質性肺炎やニューモシスチス肺炎などの

ステロイドが治療薬として有効なものであればステロイドの投与はむしろ必須であるため,ARDS の原疾患の診断をつけることが,ステロイドを投与するかどうかの判断には最重要である.
- 発症 14 日以上経過した症例にステロイドを投与するとむしろ有害になる報告があることに注意する[19].

(6) シベレスタット (エラスポール®)
- 好中球エラスターゼ阻害薬であり,「全身性炎症反応症候群に伴う急性肺障害の改善」を効能として保険収載されている.わが国では頻用されていたが,欧米で行われた大規模ランダム化比較試験では,予後改善効果はなく,180 日まで観察すると予後の悪化も認められた[20].現在のところ使用を推奨するだけの質の高いエビデンスはなく,海外のみならずわが国のガイドラインでも推奨されていない[12].

2 心不全

- 急性左心不全による心原性肺水腫によって,low V/Q から低酸素血症が生じ,呼吸仕事量の増加が起こる.そのため,人工呼吸器管理が必要となることが多い.
- 呼吸補助という面だけではなく,陽圧換気により心負荷を低下させる効果から(その機序については 4 章, ☞ p35),NIV をはじめとした陽圧換気が強く推奨されている.
- 心原性肺水腫の患者には,**まず NIV を使用する**ことにより挿管を防ぐ効果が認められていることから[21],禁忌がない限りまず NIV を施行する.NIV の初期設定例については 4 章(☞ p34).
- NIV に反応が認められない場合,意識障害が認められる場合,心原性ショックをきたしている場合は,速やかに挿管し,侵襲的人工呼吸管理を開始する.

1) 急性うっ血性心不全患者における人工呼吸器初期設定例
ポイント:PEEP は肺だけでなく,心臓にも効いていることを意識する

- **換気モード**:assist control mode(患者が苦しそうでなければ従量式か従圧式かはどちらでも構わない)
- **1 回換気量**:6〜8 mL/kg(体重は予想体重を使用)
- **PEEP**:5〜10 cmH$_2$O 酸素化を維持できる範囲で使用[注1]

(次頁に続く)

- **酸素化の目標**：PaO₂ 55～80 mmHg，または SpO₂ 88～95%
- **プラトー圧**：30 cmH₂O 以下
- **呼吸回数**：pH 7.35～7.45 を維持するように 6～35 回/min で設定

注1）過剰な high PEEP は，過度に前負荷を減らしたり，右心の後負荷となって，逆に心拍出量を低下させる可能性があり，注意する．PEEP をウィーニングする際や，抜管する際は，心原性肺水腫が増悪しないか注意する．心機能が著しく低い場合は抜管後に NIV をそのまま使用したほうがよい場合が多い．

3 COPD 急性増悪

- COPD 急性増悪は，「COPD 患者において，呼吸困難，咳，喀痰といった症状が日常の変動を超えて急性に悪化し，治療の変更を必要とする状態」と定義される[22]．
- 急性増悪の原因の 60～80% は感染である[23]．
- 気管支狭窄や気管内粘液栓の増加による気道抵抗上昇からの low V/Q，また死腔の増加および肺胞低換気により，低酸素血症，高 CO₂ 血症を生じる．気道抵抗上昇に加え，肺と胸郭の過膨張により呼吸器コンプライアンスも低下するため，呼吸仕事量は増大する．
- 薬剤治療の基本は，ABC アプローチである．

A：antibiotics（抗菌薬）
B：bronchodilator（気管支拡張薬）
C：corticosteroid（ステロイド）

- COPD 急性増悪では，病態生理から陽圧換気が有効であるため（その機序については 4 章，☞ p35），心原性肺水腫と同じく，NIV をはじめとした陽圧換気が強く推奨されている．
- COPD 急性増悪の患者には，まず NIV を使用することにより挿管を防ぐ効果が認められていることから[24]，禁忌がない限りまず NIV を施行する．NIV の初期設定例については 4 章（☞ p34）．
- NIV に反応が認められない場合，高 CO₂ 血症により意識障害が認められる場合，循環動態が不安定な場合は，速やかに挿管し，侵襲的人工呼吸器管理を開始する．
- 人工呼吸器管理においては，気道抵抗の上昇から呼気に時間がかかるため，Auto PEEP（エアトラッピング）の発生に気をつける．Auto PEEP（エアトラッピング）により，過膨張による肺傷害や

胸腔内圧の上昇による血圧低下をきたしうる．また，Auto PEEP により必要とする吸気努力の増加やミストリガー(患者が吸気努力をしているにもかかわらず，送気がトリガーされない状態)が生じることがある(☞ 18 章, p178)．

1) COPD 急性増悪患者における人工呼吸器初期設定例

ポイント：Auto PEEP ができるだけ少なくなる呼吸器設定にする

- **換気モード**：assist control mode(患者が苦しそうでなければ従量式か従圧式かはどちらでも構わない)
- **1 回換気量**：6～8 mL/kg(体重は予想体重を使用)
- **PEEP**：5 cmH$_2$O [注1)]
- **酸素化の目標**：SpO$_2$ 88～92％ [注2)]
- **プラトー圧**：30 cmH$_2$O 以下
- **吸気時間**：呼気時間を確保し，Auto PEEP が少なくなるように，吸気時間は短く設定する(PSV の場合は，フローターミネーションを通常よりも高く設定する)
- **呼吸回数**：呼吸回数を多くすることで，呼気時間を確保できなくなるので，Auto PEEP が少なくなるよう，呼吸回数を設定する [注3)]

注1) Auto PEEP によりミストリガーが生じている場合，設定の PEEP を増加させるとミストリガーが改善することがある(counter PEEP)．また COPD 患者に対する PEEP には，呼気時の気道抵抗を改善させる側面もある．

注2) COPD 急性増悪患者に対して，高濃度酸素を投与することで，高 CO$_2$ 血症が増悪することがある．これは主に高濃度酸素により換気が低下していた部分の低酸素性肺血管攣縮が解除されることにより死腔が増加するためで，従来言われていた呼吸ドライブの低下による影響は少ないと言われている[25]．

注3) Auto PEEP が著しい場合は，少しでも呼気時間を確保するため，少ない呼吸回数と高 CO$_2$ 血症を許容する(permissive hypercapnia)

2) 人工呼吸器患者における pMDI 投与方法

- 人工呼吸器回路から気管支拡張薬を pMDI(pressurized metered-dose inhalers)で投与する際は，投与された気管支拡張薬の多くが人工呼吸器回路に付着してしまい肺に届かないため，スペーサーの使用が推奨される(図 15-2)．スペーサーを使用しても，肺に届く量は非挿管患者の 1/2～1/3 となるため，投与量を 2～4 倍にする必要がある．

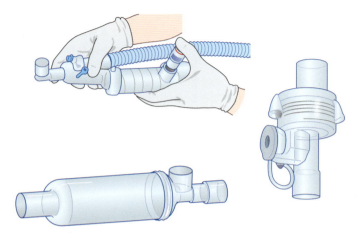

図 15-2　人工呼吸回路より pMDI で投与するためのスペーサー

(1) 投与例

短時間作用型 β_2 作動薬 (SABA)	サルブタモール(サルタノール®インヘラー $100\mu g$) 4～8 puff 3～6 hr ごと
短時間作用型抗コリン薬 (SAMA)	イプラトロピウム(アトロベント®エロゾル $20\mu g$) 4～8 puff 3～6 hr ごと

(2) pMDI の正しい使用方法

① オーダー，患者，気管支拡張薬の必要性を確認
② 挿管チューブより痰を吸引する
③ MDI をよく振り，手で室温に温める
④ 呼吸器回路のスペーサー装着部に装着
⑤ 加湿器を止める
⑥ 吸気の開始に合わせて，MDI を押して投与
⑦ 次の投与まで少なくとも 15 秒間投与を空ける
⑧ 副作用が起きていないか確認
⑨ 加湿器をつける
⑩ 臨床所見を観察する

4 気管支喘息重積発作

- 気管支喘息の主病態は、気管支の慢性炎症と気道過敏性である。そこに何らかの要因により、気管支平滑筋の収縮、気道浮腫が発作的に生じ、下気道狭窄をきたす。
- 気道抵抗上昇から、低酸素血症や高CO_2血症を起こす病態はCOPD急性増悪と同様であるが、気道抵抗はCOPD急性増悪よりも高いことが多い。
- 薬剤治療の基本は、十分な気管支拡張薬(SABA)とステロイドである。
- 喘息発作では、COPD急性増悪で認められたNIVの絶対的効果が証明されていないため、その推奨度は低い(表4-1、☞p31)。おそらく、末梢気道のエラスタンスが保たれており、気道抵抗がより高いため、陽圧換気による呼気時の気道抵抗の改善が乏しいことが一因と考えられる。

1) 気管支喘息重積発作患者における人工呼吸器初期設定例

ポイント:Auto PEEPができるだけ少なくなる呼吸器設定にする

- **換気モード**:assist control mode(重症喘息発作の超急性期では、より高い気道抵抗のためピーク圧が非常に高くなるため従量式に設定し、プラトー圧をモニタリングしながら高いピーク圧は許容する[注1]ことで、1回換気量を保障できる)
- **1回換気量**:6〜8 mL/kg(体重は予想体重を使用)
- **PEEP**:5 cmH_2O [注2]
- **酸素化の目標**:SpO_2 88〜95%
- **プラトー圧**:30 cmH_2O 以下
- **吸気時間**:呼気時間を確保し、Auto PEEPが少なくなるように、吸気時間は短く設定する(PSVの場合は、フローターミネーションを通常よりも高く設定する)
- **呼吸回数**:呼吸回数を多くすることで、呼気時間を確保できなくなるので、Auto PEEPが少なくなるよう、呼吸回数を設定する[注3]

注1) 従量式では気道内圧が最高気道内圧アラームの設定上限に達すると、人工呼吸器は自動的に送気を中止するため、重症の閉塞性肺疾患では上限の設定を通常の30 cmH_2O 前後に設定するとまったく換気ができないことがある。従量式でも設定どおりの1回換気量が得られない場合は慌てずに圧アラーム設定を上げる。たとえ最高気道内圧が90 cmH_2O であったとしても、プラトーが30 cmH_2O 以下であれば問題はない。

(次頁に続く)

注2）ミストリガーがある場合は counter PEEP として PEEP を上げること
を考慮してもよい．
注3）Auto PEEP が著しい場合は，少しでも呼気時間を確保するため，少な
い呼吸回数と高 CO_2 血症を許容する（permissive hypercapnia）

- 気道抵抗が著しく，さらに自発呼吸がある場合，著明な患者-人工呼吸器非同調が生じる．場合によっては，自発呼吸を抑えるために筋弛緩薬が必要になる場合もある．

5 頭蓋内圧上昇

- 頭部外傷などの一次性脳損傷によって生じる炎症や浮腫により頭蓋内圧（ICP：intracranial pressure）が上昇する．頭蓋内圧が上昇することで，脳灌流圧（CPP：cerebral perfusion pressure）が低下し脳虚血が生じる．これにより生じるのが二次性脳損傷である．集中治療管理において，こういった患者の二次的損傷を予防することが重要である．
- ICP を 20 mmHg 以下，CPP（= 平均血圧 − ICP）を 50〜70 mmHg にすることを管理目標とする．
- $PaCO_2$ が高いと脳血管は拡張し ICP は高まる．$PaCO_2$ が低いと脳血管は収縮し ICP は低くなるが脳血流は減少する．よって，$PaCO_2$ を正常に保つことが重要である．
- ICP が高い患者において，過換気が ICP を下げるレスキュー法として行われることがあるが，脳血管を収縮させて脳血流が低下するため，可能な限り早く $PaCO_2$ を正常に戻す．
- PEEP を高くすることで胸腔内圧が上昇し，脳からの静脈還流を阻害するため，ICP が高くなる．PEEP≦10 cmH_2O では通常問題にはならない．

1）頭蓋内圧上昇患者における人工呼吸器初期設定例

ポイント：頭蓋内圧を上昇させないような人工呼吸器管理をする

- **換気モード**：assist control mode（従量式か従圧式かはどちらでも構わない）
- **1回換気量**：6〜8 mL/kg（体重は予想体重を使用）
- **PEEP**：5 cmH_2O（PEEP を上げる場合は ICP が上昇しないかモニタリングする．特に 10 cmH_2O より高い PEEP をかける場合は ICP モニタリングを行いながら少しずつ上げていく）

（次頁に続く）

- 酸素化の目標：SpO$_2$ 94〜98％
- プラトー圧：30 cmH$_2$O 以下
- 呼吸回数：高い PaCO$_2$ は頭蓋内圧を上昇させるため，PaCO$_2$ が 35〜40 mmHg となるように調整する．EtCO$_2$ のモニタリングを積極的に考慮する

6 神経筋疾患

- 低換気による低酸素血症，高 CO$_2$ 血症を見た場合は，呼吸中枢から呼吸筋に至る回路のどこに障害があるかを考えて鑑別する（☞ 10 章，p94）．
- 何らかの神経筋疾患と診断した場合は，呼吸筋障害がないかどうか常にモニタリングする．特に，呼吸困難がある場合や，呼吸補助筋を使った呼吸をしている場合，球麻痺症状がある場合は，低換気，誤嚥，窒息により急変する危険性があるため，クロースモニタリングができる病棟で，定期的に人工呼吸管理が必要かどうかを評価する．
- **Breath count test**：大きく息を吸い，そのまま息継ぎせずにできるだけ早く数を数えてもらう評価法である．1 回の呼吸で通常は 50 以上カウントできるが，神経筋疾患の急性期で 15〜20 までしかカウントできない場合は肺活量の低下を示唆しており，人工呼吸管理を考慮する参考所見となる．
- **20/30/40 ルール**：もし病棟で測定可能であれば，神経筋疾患の急性期に挿管を考慮すべき条件として定期的に評価する[26]．

肺活量（VC）	最大吸気筋力（PI$_{max}$）	最大呼気筋力（PE$_{max}$）
＜20 mL/kg	＜−30 cmH$_2$O	＜40 cmH$_2$O

参考文献

1) Ashbaugh DG, et al：Lancet. 1967 Aug 12；2(7511)：319-323(PMID：4143721)
2) Rocco PR, et al：Curr Opin Crit Care. 2005 Feb；11(1)：10-17(PMID：15659940)
3) Bernard GR：Am J Respir Crit Care Med. 2005 Oct；172(7)：798-806(PMID：16020801)
4) Bernard GR, et al：Am J Respir Crit Care Med. 1994 Mar；149(3 Pt 1)：818-824(PMID：7509706)
5) ARDS Definition Task Force, et al：JAMA. 2012 Jun；307(23)：2526-2533(PMID：22797452)
6) Biehl M, et al：Respir Care. 2013 Jun；58(6)：927-937(PMID：23709192)

7) Girard TD, et al : Chest. 2007 Mar ; 131(3) : 921-929(PMID: 17356115)
8) Ventilation with lower tidal volumes as compared with traditional tidal volumes for acute lung injury and the acute respiratory distress syndrome. The Acute Respiratory Distress Syndrome Network : N Engl J Med. 2000 May ; 342(18) : 1301-1308 (PMID: 10793162)
9) Amato MB, et al : N Engl J Med. 2015 Feb ; 372(8) : 747-755 (PMID: 25693014)
10) NIH NHLBI ARDS Clinical Network Mechanical Ventilation Protocol Summary http://www.ardsnet.org/files/ventilator_protocol_2008-07.pdf
11) Briel M, et al : JAMA. 2010 Mar ; 303(9) : 865-873(PMID : 20197533)
12) 日本呼吸器学会：ARDS 診療ガイドライン 2016
13) Writing Group for the Alveolar Recruitment for Acute Respiratory Distress Syndrome Trial (ART) Investigators, et al : JAMA. 2017 Oct ; 318(14) : 1335-1345(PMID : 28973363)
14) National Heart, Lung, and Blood Institute Acute Respiratory Distress Syndrome (ARDS) Clinical Trials Network1, et al : N Engl J Med. 2006 Jun ; 354(24) : 2564-2575(PMID: 16714767)
15) Papazian L, et al : N Engl J Med. 2010 Sep ; 363(12) : 1107-1116(PMID : 20843245)
16) Guérin C, et al : N Engl J Med. 2013 Jun ; 368(23) : 2159-2168(PMID : 23688302)
17) Fan E, et al : Am J Respir Crit Care Med. 2017 May ; 195(9) : 1253-1263 (PMID : 28459336)
18) Combes A, et al : N Engl J Med. 2018 May ; 378(21) : 1965-1975(PMID : 29791822)
19) Steinberg KP, et al : N Engl J Med. 2006 Apr ; 354(16) : 1671-1684(PMID : 16625008)
20) Zeiher BG, et al : Crit Care Med. 2004 Aug ; 32(8) : 1695-1702(PMID : 15286546)
21) Vital FM, et al : Cochrane Database Syst Rev. 2013 May ; (5) : CD005351 (PMID：23728654)
22) GLOBAL STRATEGY FOR THE DIAGNOSIS, MANAGEMENT, AND PREVENTION OF CHRONIC OBSTRUCTIVE PULMONARY DISEASE (2018 REPORT) https://goldcopd.org/wp-content/uploads/2017/11/GOLD-2018-v6.0-FINAL-revised-20-Nov_WMS.pdf
23) Decramer M, et al : Lancet. 2012 Apr ; 379(9823) : 1341-1351(PMID : 22314182)
24) Ram FS, et al : Cochrane Database Syst Rev. 2004 ; (1) : CD004104(PMID : 14974057)
25) Dick CR, et al : Am J Respir Crit Care Med. 1997 Feb ; 155(2) : 609-614 (PMID：9032202)
26) Mehta S : Respir Care. 2006 Sep ; 51(9) : 1016-1021 ; discussion 1021-1023 (PMID：16934165)

(片岡　惇)

16章 アラームとトラブルシューティング

1 アラームの設定方法

- アラーム設定を適切に行わないと，実際にアラームが必要ないのにもかかわらずアラームが鳴ったり（偽陽性アラーム），実際にアラームが必要にもかかわらずアラームが鳴らなかったりする問題が発生する．
- アラームが鳴らないことは，患者の安全上，非常に危険である．
- 偽陽性アラームが鳴ることは，アラームにより患者自身の快適性を妨げるだけでなく，気道内圧アラームのように安全機構が働き設定どおりの換気を行えなくなることや，スタッフがアラームに対しストレスや疲れ(alarm-fatigue)を覚え「真の」アラームに対応できなくなることにより，患者自身の安全を脅かすことにつながる．
- アラームの音量を十分に聞こえるように設定しておくことも重要である．
- 設定するべきアラームには，気道内圧，換気量，呼吸回数／無呼吸アラームがある．
- 人工呼吸器には，その他に電源，供給ガス圧，酸素濃度，加温加湿アラームがあらかじめ安全機構として備わっている．

2 アラームとバックアップ換気の初期設定（成人）の目安

呼吸数	上限	30回/分，または目標と考える呼吸数＋10回
	下限	8〜12回/分
1回換気量	上限	1,000 mL，または目標と考える1回換気量の200%
	下限	250 mL，または目標と考える1回換気量の50〜75%
分時換気量	上限	8〜10 L/分，または目標と考える分時換気量の150〜175%
	下限	3〜4 L/分，または目標と考える分時換気量の150〜175%
最高気道内圧	上限	30〜40 cmH$_2$O，または目標と考える最高気道内圧より5〜10 cmH$_2$O 高い値
	下限	目標と考える最高気道内圧より5〜10 cmH$_2$O 低い値
PEEP/CPAP	下限	設定PEEPより3〜5 cmH$_2$O 低い値
無呼吸時間		20秒
バックアップ換気設定		（1回換気量6〜8 mL/kg，呼吸数12〜15回/分）

3 アラーム対応の原則

- アラームが鳴った場合の対応は，ベッドサイドに行き，以下の順に確認する．初めに行うのはアラームを消すことではない．
    ① 鳴っているアラームの種類と呼吸器設定
    ② 患者の酸素化と循環動態
    ③ 患者の問題（肺・気道・非同調・その他）
    ④ 人工呼吸器までの回路・人工呼吸器本体・配管・配線の問題
    ⑤ アラームの異常（設定やセンサーの異常）
- 一般的には VCV では気道内圧のアラーム，PCV・PSV では換気量のアラームで異常を検知できる．
- 気道抵抗の上昇または肺・胸郭コンプライアンスの低下は，VCV では高圧アラーム，PCV や PSV では1回換気量低下のアラームで検知される．
- 呼吸器系の緊急時対応の基本は100%酸素でのバッグバルブまたはジャクソンリースによる用手換気であるため，どちらかを必ずベッドサイドに用意しておく．

4 低酸素アラームおよび急性に発症した著しい低酸素血症への緊急対応

- 酸素飽和度モニターの波形を確認し，正しくアラームが鳴っているか確認する
- 血行動態が安定しているか，低酸素血症を示唆する身体所見がないか確認する
- 1回換気量および分時換気量が十分得られているかを確認する
- 循環動態が不安定な場合，または著しい低酸素血症の場合は人工呼吸器から100％酸素の用手換気に変更する
- ポータブルの胸部X線をオーダーし，まずは吸引を試みる

1）鑑別

- 原因は，①測定の問題，②人工呼吸器から患者の肺に十分な空気が届いていない状態，③患者自身のその他の要因に分ける．
- 人工呼吸管理中に急性に発生した低酸素血症は，「②人工呼吸器から患者の肺に十分な空気が届いていない状態」のことが多く，原因を"DOPE"（☞ p167）で考える．

2）測定の問題

- 実際には低酸素血症に至っていないため，頻呼吸や頻脈，呼吸努力，チアノーゼ，発汗などの身体所見はなく，酸素化低下のアラームが鳴る前と変わりがない．チアノーゼは口唇や舌の裏が確認しやすい．
- モニターでは，SpO_2の数値だけでなく波形も確認する．患者の脈拍にあった律動的な波形ではない場合は，正しく測定できていない可能性が高い．
- 以下のような場合に測定上の問題が起こりえるため[1]，それぞれについて確認する．

- センサーからモニターまでの接続が外れている
  →センサーからモニターまでの接続を確認
- センサー部が汚染していたり，ずれたりしている
  →センサー部がきちんと発光しているか確認，体動（痙攣や振戦）の有無を確認，心電図や動脈圧波形と同期しているかを確認
- 測定部位の血流低灌流（心不全やショック）
  →末梢の触診（冷たくないかを確認）・視診

- その他:センサーの圧迫が強い,マニキュア,外からの光が強い,高度貧血,マンシェットによる血圧測定
- 測定の問題でなければ真の低酸素血症になっている.バイタルサインを確認し,循環動態や,呼吸状態が安定しているかどうか確認する.

3) 人工呼吸器から患者の肺に十分な空気が届いていない状態

- 人工呼吸管理中に急性に発症した低酸素血症は,人工呼吸器から患者の肺に十分な空気が届いていない状態であることが多い.
- 著しい低酸素血症や循環動態が不安定な場合には,まず気管チューブを人工呼吸器の回路から外し,バッグバルブまたはジャクソンリースによる用手換気に切り替え,100%酸素の投与を行う.これは低酸素血症への対応と鑑別の両方を目的としている.
- 換気のため(揉むため)に必要な力と患者の胸郭の挙上の具合を確認する.
- 用手換気でバッグを揉むためにほとんど力を必要とせず,患者の胸郭がほとんど挙上していない場合は,気管チューブのカフ圧の低下,カフの破損,気管チューブの位置異常(抜けかかっている)が考えられる.カフが破れている場合は速やかに抜管し,マスクで用手換気のうえ,再挿管を行う.
- 用手換気でバッグを揉んで患者の胸郭を挙上させるために強い力が必要であれば,チューブの閉塞(分泌物,患者がチューブを噛んでいる),喘息などの患者の気道抵抗が高くなる病態の悪化,気胸,片肺挿管,急激な肺うっ血やARDSの悪化などの患者の肺コンプライアンスが低下する病態が考えられる.
- 低酸素血症が重度ではなく,循環動態が安定している場合には,人工呼吸器のF_IO_2を増加させるなどの設定変更を行ったうえで,原因検索を行う.
- 人工呼吸器から患者の肺に十分な空気が届いていない状態を疑ったときには"DOPE"という語呂合わせ(mnemonics)で考える方法がある[3].

D	Displacement 気管チューブの位置異常	固定位置・長さの確認，X線，喉頭鏡や気管支鏡を用いて確認
O	Obstruction 閉塞	吸引チューブが抵抗なく通過するか確認，気道内圧上昇や用手換気で抵抗がないか確認
P	Pneumothorax 気胸	呼吸音，胸郭の運動の左右差，気管偏位の有無や皮下気腫の確認，X線や肺エコー
E	Equipment failure 機器の異常	気管チューブのカフ漏れ，人工呼吸器から気管チューブまでの接続の確認，酸素の配管から人工呼吸器までの接続の確認

4) 患者自身のその他の要因

- 人工呼吸器から患者の肺に空気が届いているにもかかわらず低酸素である場合は，患者自身の病態に焦点を当てて鑑別を進める．
- 人工呼吸管理中に急性に発症する著しい患者側の低酸素血症の原因として，気胸，肺塞栓症，うっ血性心不全の急性増悪(電撃性肺水腫)，喀痰や分泌物による無気肺，心拍出量の著しい低下を鑑別として考える．

5) 対応(図 16-1)

(1) 気道内圧上昇アラーム

- ピーク圧が上昇することでアラームが鳴る．
- VCV であったとしても，アラームが鳴っている間は，アラームの設定圧までしか送気を行わないことがあるため，低換気になっている可能性に注意する．
- 気道上昇アラームが鳴っている理由は，気道抵抗の上昇または肺・胸郭コンプライアンスの低下のどちらかが考えられる．鑑別方法については☞ p119．

(2) 気道内圧低下アラーム

- 基本的にはリークによるもので，カフ圧や気管チューブの位置，回路の接続を確認する．
- VCV で吸気努力が大きく，吸気流量が遅い場合には，気道内圧が陰圧になることで気道内圧低下アラームが鳴ることがある．

(3) 分時換気量の異常

- 1回換気量と呼吸数の複合的要素によって起こるため，どの要素で起きているかをモニターで確認する．

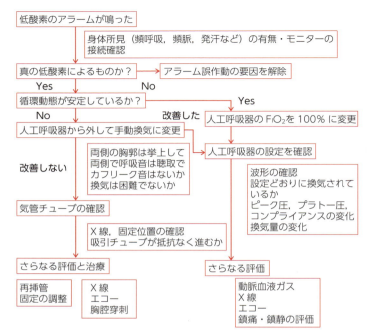

図 16-1 低酸素アラームおよび急性に発症した著しい低酸素血症への緊急対応

(4) 1回換気量低下
・鑑別

患者	コンプライアンス	低下	・肺水腫, 無気肺, 肺炎 ・気胸, 胸水
	気道抵抗	増大	・COPD, 気管支喘息 ・右主気管支挿管 ・気管支閉塞
	PEEP	Auto PEEP	・呼気時間が短い
	吸気努力	低下	・鎮痛・鎮静・筋弛緩過剰 ・呼吸筋筋力低下
	頻呼吸		・不安, 生理的代償

(次頁に続く)

人工呼吸器	設定	PSV/PCV	・吸気圧が低い ・吸気時間が短い
	回路	リーク	・回路の接続不良
		閉塞	・喀痰による狭窄・閉塞 ・チューブの折れ曲がり
非同調			・バッキング ・多重トリガー
アラーム	偽陽性		・設定値が高すぎる
	人工呼吸器の安全機構		・気道内圧上昇アラーム

- VCV, PCV, PSV 共通で起こりうるものは、リークによるものであり、カフ圧や気管チューブの位置、回路の接続の確認を行う.
- PSV, PCV のときに、コンプライアンスの低下、気道抵抗の増大、吸気力の低下、人工呼吸器の不適切な設定（過少な吸気圧や吸気時間）で1回換気量が低下する.

(5) 1回換気量増加
・鑑別

患者	コンプライアンス	上昇	・疾患の改善
	気道抵抗	低下	・疾患の改善
	呼吸努力	増加	・肺組織の炎症、代謝性アシドーシスの代償、痛み、不穏
人工呼吸器	設定	PCV/PSV	・吸気圧が高い ・吸気時間が長い
非同調			・多重トリガー
偽陽性アラーム			・設定値が低すぎる

- 吸気努力の増加は、急性期の肺の炎症性変化、生理的代償（代謝性アシドーシス, CO_2 産生上昇、死腔の増加）、痛みや不穏によるもので起こる.
- 敗血症の悪化や腸管虚血による代謝性アシドーシスを代償している場合、見逃すと致命的となるため、血液ガス分析を確認する.
- PCV, PSV のときに、コンプライアンスや気道抵抗が改善してくると、それまでの設定では、1回換気量が多くなりすぎることが

ある.

(6) 呼吸回数増加
・鑑別

患者	呼吸努力	増加	生理的代償,痛み,不穏,不安
人工呼吸器	設定	呼吸回数	多い
		換気量	少ない
非同調			オートトリガー
アラーム		偽陽性	―

- 患者の呼吸回数が実際に増えているのか(真の頻呼吸),非同調により呼吸回数が多くなっているのか(偽の呼吸数増多)を確認する.
- 偽の呼吸数増多は,オートトリガーにより起こる.オートトリガーの原因となりうる回路内に貯留した水の廃棄やトリガー感度の調整を行う.
- 真の頻呼吸には,生理的代償(低酸素血症,代謝性アシドーシスや CO_2 産生上昇,呼吸筋疲労による1回換気量の低下),痛みや不穏,不安によるものがある.

(7) 換気回数低下・無呼吸
・鑑別

患者	呼吸努力	低下	生理的代償,鎮痛・鎮静,CO_2 ナルコーシス
人工呼吸器	設定	呼吸回数	少ない
		1回換気量	多い
	回路	リーク	・回路の接続不良
非同調			ミストリガー
アラーム		偽陽性	―

- 患者の呼吸回数が実際に減っているのか(真の徐呼吸),非同調により呼吸数が少なくなっているのか(偽の呼吸数低下)を確認する.
- 偽の呼吸数低下は,ミストリガーにより起きる.ミストリガーが

起こりうるリーク,Auto PEEP の確認やトリガー感度の調整を行う.
- 真の徐呼吸には,生理的代償(代謝性アルカローシス,CO_2 産生低下,1 回換気量の増加),呼吸中枢の抑制(鎮静,鎮痛,CO_2 ナルコーシス)がある.
- 呼吸中枢の抑制の場合には,原因を除去し,抑制が解除されるまでは,呼吸数が保証される AC モードに変更する.

● 参考文献
1) Chan ED, et al:Respir Med. 2013 Jun;107(6):789-799(PMID:23490227)
2) Wood S, et al:J Emerg Med. 2011 Apr;40(4):419-427(PMID:20363578)
3) Lavonas EJ, et al:Circulation. 2015 Nov;132(18 Suppl 2):S501-518(PMID:26472998)
4) The Intensive Care Foundation:Handbook of Mechanical Ventilation:A Users Guide, 2015
http://www.ics.ac.uk/AsiCommon/Controls/BSA/Downloader.aspx?iDocumentStorageKey=cc84e8ce-ddf8-4fba-8912-1e602af0656f&iFileTypeCode=PDF&iFileName=Ventilation%20handbook
5) 日本臨床工学技士会 業務安全対策委員会(編):医療スタッフのための人工呼吸療法における安全対策マニュアル Ver.1.10, 2001
http://www.ja-ces.or.jp/03publish/pdf/kokyuuki_manual.pdf

(鍋島正慶)

17章 人工呼吸管理の合併症

基本知識

- 人工呼吸器による呼吸は生理的なものではないので，合併症を起こすことがある．

1 人工呼吸器関連肺傷害（VALI）

- 人工呼吸器関連肺傷害（VALI：ventilator-associated lung injury）とは，人工呼吸管理により肺胞が虚脱と過伸展を繰り返すことにより惹起される傷害のことである．
- 人工呼吸器関連肺傷害によって肺胞と間質細胞の浮腫，血管透過性の亢進，サーファクタントの喪失による肺胞の虚脱が生じる．
- 気道内圧と換気量の関係を示した図17-1において，虚脱による

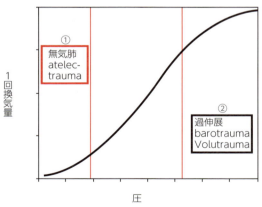

図17-1 気道内圧と換気量の関係
注：厳密には吸気と呼気の曲線は同じではないが，単純化するために吸気のみの曲線を示す

肺傷害(atelectrauma)は図中の①，過伸展から生じる容量による肺傷害(volutrauma)と圧による肺障害(barotrauma)は図中の②の領域で生じる．さらにこれらの肺傷害により，傷害を受けた肺組織からサイトカインが放出され，肺血管の透過性が高まる悪循環のことを生物学的肺障害(biotrauma)と呼ぶ．

- ARDS患者の肺はコンプライアンスが低くなる(肺が硬くなる)が，これは肺全体の肺胞1つひとつのコンプライアンスが低下しているわけではなく，肺傷害によって虚脱した肺胞領域が大きくなり，吸気に膨らむことが可能な肺胞領域が小さくなっているためである．
- 吸気に膨らむことが可能な肺胞領域が小さければ小さいほど許容できる1回換気量も小さくなり，健常人と同じ1回換気量では残された正常な肺胞領域の過伸展が生じてしまう．この残された肺胞領域はBaby lungと呼ばれる．ARDSの人工呼吸管理とは，図17-1の①と②の領域を回避し，残されたbaby lungを守る管理のことである(☞p194)．

2 人工呼吸器関連肺炎(VAP)

- 人工呼吸器関連肺炎(VAP：ventilator-associated pneumonia)は，気管挿管後48時間以降に新たに発生した肺炎(胸部異常陰影の出現に加え，発熱，白血球数異常，膿性分泌物の2項目を満たすもの)[10]である．
- 1,000人工呼吸器日あたり1.2〜8.5症例発症[11]し，ICU内の院内感染では最も多い．
- 人工呼吸器開始5日目までが最もリスクが高く(3%/日)，5日目から10日目まで2%/日となり，それ以降は1%/日に減少する[11]．
- 4日目までを早期VAP，それ以降を晩期VAPと分類し，晩期型VAPには多剤耐性菌の関与が多い[11]．
- 人工呼吸器装着期間や在院日数が長くなるのみならず，VAPに関連する死亡率も20〜50%と非常に高いと推定される[10]．
- 挿管の際に起こる微小な誤嚥，気管チューブ内にできたバイオフィルム(主にグラム陰性桿菌や真菌)，カフの周りに貯留し垂れ込む分泌物，粘膜線毛クリアランスの低下により，細菌が下気道に入り込むことによって発症する．

- VAPを疑った場合，治療の開始前に，喀痰培養（気管チューブからの吸引された痰でよい），血液培養（2セット）を提出する．
- 新規の浸潤影はないが，それ以外に原因のない発熱，喀痰の出現もしくは増加，気管チューブからの吸引喀痰培養で新規細菌の陽性があるものを，VAT（ventilator-associated tracheobronchitis）と呼ぶことがある．
- VAPの原因菌には，*Staphylococcus aureus*（20〜30％）や*Pseudomonas aeruginosa*（10〜20％），腸内細菌群（20〜40％），*Acinetobacter baumannii*（5〜10％）が含まれる[10]．経験的治療には，これらの菌をカバーするような地域や院内などのアンチバイオグラムに即した抗菌薬を選択する[10]．
- 原因菌が判明したら，速やかに感受性に即した抗菌薬に変更する（de-escalation）．
- VAP予防を目的とした一連の行為に「VAPバンドル（束）」と呼ばれるものがあり，さまざまなVAPバンドルが提唱されている．
- 日本集中治療医学会は，以下の5つをVAPバンドルとしている．
  ① 手指衛生を確実に実施する
  ② 人工呼吸器回路を頻回に交換しない
  ③ 適切な鎮静・鎮痛をはかる．特に過鎮静を避ける
  ④ 人工呼吸器からの離脱ができるかどうか，毎日評価する
  ⑤ 人工呼吸中の患者を仰臥位で管理しない（頭位を30°以上に上げる）
- その他に，毎日の口腔ケア，カフ圧管理，カフ上（声門下）吸引の使用，経鼻挿管を避けることが用いられる．

3 人工呼吸器誘発性横隔膜機能不全（VIDD）

- 人工呼吸器誘発性横隔膜機能不全（VIDD：ventilator-induced diaphragmatic dysfunction）は，ICU関連筋力低下に加え，人工呼吸器の不十分な補助や非同調により，呼吸筋の筋力低下を引き起こす[12]．
- 18〜69時間の人工呼吸器使用で横隔膜の筋萎縮が起こる[13]．
- 実際にVIDDが臨床転帰に影響しているかは不明ではあるが，呼吸筋筋力低下は，人工呼吸器離脱を困難にすると考えられる[12]．

- 動物モデルでは自発呼吸努力を温存することによりVIDDが軽減できるが,どの人工呼吸器のモードがよいかはわかっていない[14].PAVやNAVAといった新しい人工呼吸器モードにより,VIDDを軽減するための適切な補助を行える可能性がある[14, 15].

4 ICU 関連筋力低下 (ICU-AW)

- ICU管理が必要となる疾患自体や治療に用いられた薬剤による影響により,呼吸筋や四肢対称性の筋力低下をきたす[16].
- ICU-AW (ICU-acquired weakness) は,ICU患者の25〜100%で起こるとされ[17],人工呼吸器の期間や在院日数の増加と関連がある.
- 女性,敗血症,異化亢進,多臓器不全,SIRS,長期の人工呼吸管理,ベッド上安静,高血糖,ステロイド,筋弛緩薬がリスクとして考えられている[15].
- 早期リハビリテーションは,ICU-AWの発症を予防する可能性があるが,まだ証明されていない[16].

● 参考文献
1) Slutsky AS, et al : Am J Respir Crit Care Med. 1998 Jun ; 157(6 Pt 1) : 1721-1725 (PMID : 9620897)
2) Sutherasan Y, et al : Crit Care. 2014 Mar ; 18(2) : 211 (PMID : 24762100)
3) Slutsky AS, et al : N Engl J Med. 2013 Nov ; 369(22) : 2126-2136 (PMID : 24283226)
4) Amato MBP, et al : N Engl J Med. 1998 Feb ; 338(6) : 347-354 (PMID : 9449727)
5) Acute Respiratory Distress Syndrome Network, et al : N Engl J Med. 2000 May ; 342(18) : 1301-1308 (PMID : 10793162)
6) Petrucci N, et al : Cochrane Database Syst Rev. 2013 Feb 28 ; (2) : CD003844 (PMID : 23450544)
7) Serpa Neto A, et al : JAMA. 2012 Oct ; 308(16) : 1651-1659 (PMID : 23093163)
8) Briel M, et al : JAMA. 2010 Mar ; 303(9) : 865-873 (PMID : 20197533)
9) Amato MBP, et al : N Engl J Med. 2015 Feb ; 372(8) : 747-55N (PMID : 25693014)
10) Kalil AC, et al : Clin Infect Dis. 2016 Sep ; 63(5) : e61-e111 (PMID : 27418577)
11) Kalanuria AA, et al : Crit Care. 2014 Mar ; 18(2) : 208 (PMID : 25029020)
12) Goligher EC, et al : Lancet. 2016 Apr ; 387(10030) : 1856-1866 (PMID : 27203509)
13) Levine S, et al : N Engl J Med. 2008 Mar ; 358(13) : 1327-1335 (PMID : 18367735)
14) Jaber S, et al : Crit Care. 2011 Mar ; 15(2) : 206 (PMID : 21457528)

15) Kataoka J, et al : Ann Intensive Care. 2018 Dec ; 8(1) : 123(PMID : 30535648)
16) Kress JP, et al : N Engl J Med. 2014 Apr ; 370(17) : 1626-1635(PMID : 24758618)
17) Hermans G：Cochrane Database Syst Rev. 2014 Jan ; (1) : CD006832(PMID : 24477672)

(鍋島正慶)

18章 患者-人工呼吸器間の非同調

1 非同調(asynchrony)とは？

- 人工呼吸器は呼吸をしているわけではなく、「患者に空気を送り込んでいる、送気をしているだけ」である.
- 自発呼吸がある場合に、患者の呼吸パターンと人工呼吸器の送気パターンが異なると、患者-人工呼吸器間の同調不全(非同調 asynchrony)が生じる.
- 非同調があることで、患者の不快感、呼吸仕事量の増加、低酸素、換気不全、人工呼吸器関連肺傷害が生じうる[1].
- また、非同調が多い患者は、非同調が少ない患者と比較して、人工呼吸期間が長く、死亡率が高い、という報告[2,3]もある.
- **Asynchrony index**:研究上、「非同調が多い」とは、Asynchrony index が10%以上であると、定義されることが多い. 以下の式で求められる.

Asynchrony index(%)＝非同調イベントの回数／全呼吸回数(人工呼吸器に感知されなかった呼吸も含む)×100

2 非同調を見つける方法

- 非同調を見つける方法は、主に、身体所見、人工呼吸器のグラフィック、食道内圧波形の3つである.

1)身体所見

- **首・肩まわりの筋肉(吸気筋)を使用している**
  →吸気をトリガーしようと努力しているか、吸気圧または吸気時間のサポート不足
- **腹部まわりの筋肉(呼気筋)を使用している**
  →呼気努力をしているか、吸気圧または吸気時間サポート過剰

2)人工呼吸器のグラフィック(図18-1)

- 非同調を見つけるために、**圧とフローの波形に注目**する.
- 各モードにおける同調時の典型的波形を知っておく必要がある.

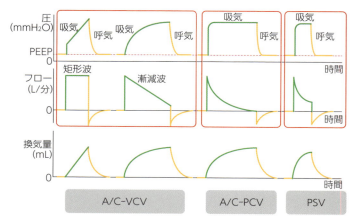

図 18-1 各モードでの典型的波形

3) 食道内圧波形

- 食道内圧波形（☞ 19 章，p187）が下に触れていれば吸気努力をしていることがわかる．
- 食道内圧が上に触れていれば，呼気努力をしているか，吸気努力をしていない強制換気が行われていることがわかる．
- 吸気努力の開始と終了，その強さがわかり，非同調を検出しやすい．

3 非同調の分類

- 非同調は，以下の 3 つに分類できる．
  1) トリガーによる非同調
  2) 送気速度による非同調
  3) 送気終了のタイミングによる非同調

1) トリガーによる非同調

(1) ミストリガー（missed trigger または ineffective effort）

- 人工呼吸器に感知されない吸気努力のことをミストリガーという．
- 原因として，人工呼吸器のトリガー感度が患者の努力に対して低すぎること，患者の吸気筋力の低下，Auto PEEP が挙げられる

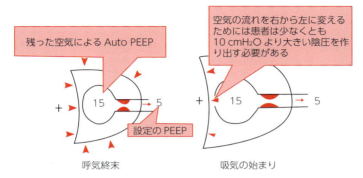

図18-2 なぜAuto PEEPでミストリガーが起こるのか

(図18-2).
- 身体所見からは送気と送気の間に吸気補助筋の使用があることで検知できる.
- グラフィックでは,フロー波形で送気と送気の間に見える上に凸のコブが,トリガーされなかった吸気努力である.食道内圧では下に凸の波形が吸気努力であり,よりわかりやすい(図18-3).
- 対処法は,人工呼吸器のトリガー感度を上げる,Auto PEEPを改善する(気管支拡張薬,吸気時間を短くすることで相対的に呼気の時間を延長させる),設定のPEEPを上げる(counter PEEP)などである(図18-4).

(2) トリガー遅延 (delayed trigger)
- 患者が吸気努力を始めてもすぐに人工呼吸器にトリガーされず,遅れてトリガーされることをトリガー遅延という.
- 原因はミストリガーと同じである.
- 身体所見からは,送気がトリガーされる直前に首肩まわりの筋肉を過剰に使用している,送気がトリガーされる直前に顎が上がることから検知される.
- グラフィックでは,フロー波形でAuto PEEPが認められ(基線に戻る前に次の吸気が起こっている),患者の吸気開始から早期開始までタイムラグがあることからわかる(図18-5).
- 対処法はミストリガーと同じである.

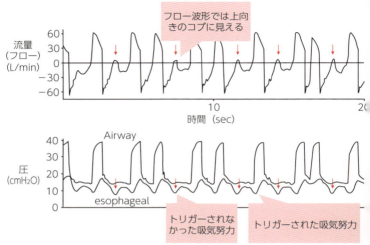

図18-3 ミストリガーのグラフィック波形

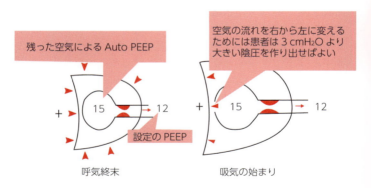

図18-4 PEEPを上げると、なぜミストリガーが改善するのか

(3) オートトリガー (auto trigger)（図18-6）
- 患者の吸気努力以外により気道内圧またはフローの変動を吸気努力としてトリガーされてしまうことをオートトリガーという．

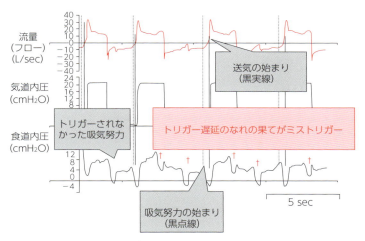

図18-5　トリガー遅延のグラフィック波形

- 原因は人工呼吸器のトリガー感度が高すぎる，呼吸器回路のリーク，回路内に貯留した水，大動脈内バルーンパンピング，強い心拍動による振動，ペースメーカーによる横隔膜の収縮である．
- 身体所見からは人工呼吸器がトリガーされているにもかかわらず，患者の吸気筋の動きが見られないことから検知される．
- グラフィックでは，フロー波形に乱れが認められ（心拍に関連する場合は心拍と一致した乱れ），吸気努力ではなくその乱れをトリガーして送気されている．食道内圧波形では，下に凸の吸気努力が観察されないにもかかわらず，送気がトリガーされることから検知される．
- 対処法はリークや回路内の水など，原因が除去できる場合は除去する．除去できない場合は人工呼吸器のトリガー感度を下げる．

(4) 二段トリガー (double trigger)（図18-7）

- 呼気が始まる前に次の吸気がトリガーされることを二段トリガーという．三段トリガー，四段トリガーもあり得る．
- 設定された1回換気量が患者の望む1回換気量に比べて大幅に少ない，設定された吸気時間が患者の望む吸気時間に比べて大幅に

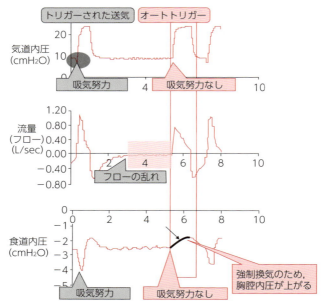

図 18-6 オートトリガーのグラフィック波形

少ないときに起こることが多い.
- 身体所見では，呼気が始まる前に次の送気をトリガーするため，胸郭が段階的に挙上する.
- グラフィックでは，フロー波形，圧波形で，呼気に移行する前に2回目の吸気波形が観察される.
- 対処法は，設定1回換気量を大きくする，設定吸気時間を長くする，自発呼吸モードに変更するである.

(5) リバーストリガー(図 18-8)
- 強制換気(人工呼吸器の送気)により，吸気筋が活性化され収縮が起こることをリバーストリガーと呼ぶ[4]．それにより二段トリガーが引き起こされたり，1回換気量が増加したりする.
- 身体所見では強制換気(人工呼吸器の送気)開始直後に，首肩まわりの筋肉を使用し，顎が上がることから検知される.

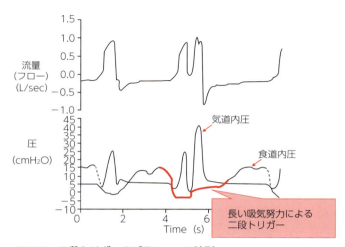

図 18-7　二段トリガーのグラフィック波形

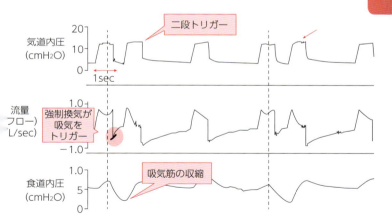

図 18-8　リバーストリガーのグラフィック波形

- 通常波形では強制換気の後に二段トリガーが起きているときに疑う．食道内圧波形では，強制換気開始後に，下に凸の吸気努力が

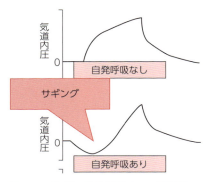

図 18-9 サギングのグラフィック波形

起きている．
- 対処法は，鎮静を浅くする，換気回数を減らし，患者の自発呼吸が先行するようにすることが考えられる．

2) 送気速度による非同調
(1) サギング (Sagging または Air starvation) (図 18-9)
- VCV のみで起こる非同調．患者の望んでいる吸気速度に送気速度が追いついていないため，気道内圧が陰圧方向にふれ，圧波形が下に凸になる．
- 原因は，患者の望んでいる吸気速度に対して設定した送気速度が低いことである．
- 吸気時に吸気補助筋を使用し，顎が上がることから検知される．
- 対処法として，VCV を維持したまま送気速度(流量)の設定を上げる，またはモード自体を PCV，PSV に変更することが考えられる．VCV を維持したまま送気速度を上げたとしても，患者の求める1回換気量よりも小さければ，二段トリガーが起こることが多い．そもそも自発呼吸のある状態で，患者が吸気流量をコントロールできない VCV を継続することには非同調の観点からは無理があると言わざるを得ない．

3) 送気終了のタイミングによる非同調
(1) 早期終了 (premature termination または premature cycling) (図 18-10)

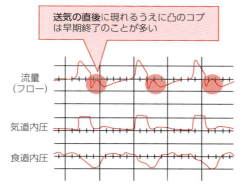

図 18-10 早期終了のグラフィック波形

- 患者の望んでいる吸気時間に対して送気時間が短いことを送気終了という．
- 送気時間が短くなる原因として，VCV では設定送気速度が速いまたは設定1回換気量が少ない，PCV では送気時間設定が短い，PSV では吸気終末設定（Esens）が高すぎることが考えられる．
- 身体所見では送気終了直後に吸気補助筋を使用することから検知される．
- グラフィックではフロー波形で送気直後に上に凸のコブが認められる．ミストリガーは送気と送気の間のどこでも認められる可能性があるのに対し，送気終了は必ず送気の直後に現れる．
- 対処法は送気時間が長くなるように設定を変更することである．

(2) 終了遅延（late termination または delayed cycling）（図 18-11）

- 患者の望んでいる吸気時間に対して送気時間が長すぎることを終了遅延という．
- 終了遅延により1回換気量が過剰になり，Auto PEEP が原因となってミストリガーやトリガー遅延が起こることがある．
- 送気時間が長くなる原因として，VCV では設定送気速度が遅いまたは設定1回換気量が多い，PCV では送気時間設定が長い，PSV では吸気終末設定（Esens）が低すぎることが考えられる．

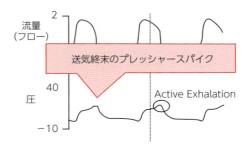

図18-11 終了遅延のグラフィック波形

- 身体所見では送気終末に送気に対して抵抗するため，呼気補助筋である腹筋が送気終末に緊張していることから検知される．
- グラフィックでは，圧波形で送気終末に上に凸のスパイクが認められる．
- 対処法は送気時間が短くなるように設定を変更することである．

参考文献
1) Branson RD, et al：Respir Care. 2013 Jun；58(6)：973-989(PMID：23709195)
2) Thille AW, et al：Intensive Care Med. 2006 Oct；32(10)：1515-1522(PMID：16896854)
3) Blanch L, et al：Intensive Care Med. 2015 Apr；41(4)：633-641(PMID：25693449)

（片岡　惇）

19章 食道内圧モニタリング

1 経肺圧と生理学的背景

- ある物質に影響を与える圧というのは，その物質の内側と外側の圧の差である．
- 例えば，深海魚は 400 気圧の世界に住んでいるが，体内も 400 気圧であり圧較差がないため，つぶれることはない．
- トランペッターの気道内圧（肺の内側の圧）は 150 cmH₂O を超えるが，いきんで胸腔内圧（肺の外側の圧）を上昇させることによって肺を外側から圧迫することで気道内圧を上昇させている．肺の内側と外側の圧較差はないため，肺がパンクしたり，ARDS になることはない．
- 人工呼吸管理においては，肺にかかる圧力を肺の中からの圧（気道内圧）のみで評価していることが一般的である．
- 実際に肺にかかる圧力というのは，肺の内側の圧（気道内圧 P_{aw}）と外側の圧（胸腔内圧 P_{pl}）の差であり，その圧のことを**経肺圧**（P_L = transpulmonary pressure）と呼ぶ（**図 19-1**）[1]．さらに正確に言えば，意味のある経肺圧は，気道抵抗成分を除いた肺胞圧（P_{alv}）

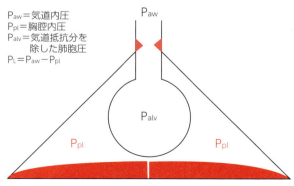

図 19-1　肺の内外の圧差である経肺圧[1]

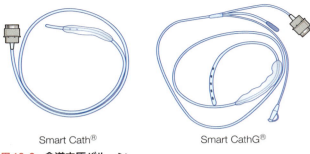

Smart Cath®　　　　　Smart CathG®

図 19-2　食道内圧バルーン

と胸腔内圧（P_{pl}）の差であるため，経肺圧の計算に用いる P_{aw} は吸気ポーズなどでフローがゼロのときの値を用いる．

- 胸腔内圧と**食道内圧**（P_{es}）は近似し，高い正の相関関係があることが知られているため，臨床現場では P_{aw} と P_{es} の差を経肺圧として用いる．
- 食道内圧は胸腔内のある一部（重力の影響を考えるならば中心よりやや背側）の圧を測定しているに過ぎないが，胸腔内の場所によって胸腔内圧は異なるため，食道内圧の絶対値と胸腔内圧の絶対値が完全に一致するわけではない．

2　実際の測定方法

- 現在のところわが国で発売されている食道内圧バルーンは，食道内圧測定機能を有した人工呼吸器である AVEA®（☞ p10）に接続する専用のもの（SmartCath®）のみである．食道内圧バルーンのみのものと，胃管チューブとしての機能を持つもの（SmartCathG®）の2種類がある（**図 19-2**）[2]．
- 食道内圧バルーンではコシがないため，成人の食道に挿入することは容易ではない．
- 専用の人工呼吸器につながずとも，食道内圧バルーンを工夫して圧測定用のトランスデューサーにつなぐことで，生体情報モニターに食道内圧を表示することも技術的には可能である．

注）現在わが国で測定できる人工呼吸器は AVEA® のみであり，2019年1月現

在では AVEA への接続目的以外に食道内圧バルーンを単独で購入することはできない．HAMILTON G5®(☞ p8)にも測定用の圧ポートが用意されているが，専用の食道バルーンがわが国では未発売である．

1) 生体情報モニターに食道内圧を表示させる方法

（SmartCath では，この利用法がまだ薬事法で公式に承認されているわけではないことに注意）

①食道内圧測定用キットのうち，16 G プラスチックカニューレ型穿刺針の外筒を長さ 2 cm に切断して食道内圧測定バルーンの圧ポートへ挿入する．

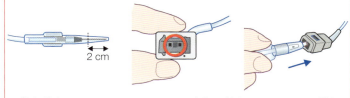

②食道内圧トランスデューサーの大気開放側にバルーンの種類に応じて 2.5 cc または 5 cc シリンジを接続し，バルーン内に陰圧をかけて余分な空気を抜く（**下図①**）．
③1 cc 程度の空気を注入しシリンジ側をロックする（**下図②**）．
④空気を注入したままゼロ点をとる（**下図③**）．
⑤バルーン挿入のために再度付属しているシリンジに陰圧をかけて空気を抜く．

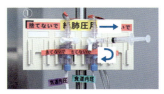
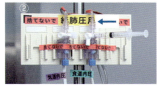
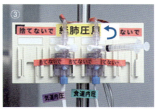

→その後は下記の挿入方法へ(呼吸器回路の吸気側に圧力測定ポートコネクタと圧チューブを接続することで,気道内圧も同時に表示することもできる)

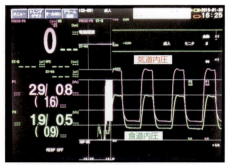

通常,生体モニターでは cmH_2O の単位で表示できないため,mmHg ではなく,kPa に変更すると,kPa×10＝cmH_2O よりわかりやすい

2)実際の挿入方法

① バルーンの空気を抜いた状態で,通常の胃管と同様に胃内まで食道内圧バルーンを挿入する.
② バルーンに 1〜1.5 mL 程度の空気を注入する(AVEA®に接続した場合は,食道内圧測定を ON にすることにより,呼吸器から自動で空気が注入される).
③ ゆっくりと波形を見ながらチューブを引き抜いていく.
④ 心拍動波形が検出されてきたら食道内である.心拍動波形がはっきりと観察できるところが目標の留置点である食道下部 1/3 あたりである.
⑤ バルーンに空気を 0.3〜1 cc ずつ入れていくと(バルーンの種類に応じて空気量が異なる),空気を入れても圧の上昇がほとんど認められずにプラトーに達する空気量の範囲がある.そのプラトーに達したところが適切な空気量であり,呼吸による食道内圧の振れ幅が最大になる.
⑥ occlusion test を行い,測定している圧が胸腔内圧を反映で

きているかを確認する.
⑦胸部 X 線写真で，バルーンが食道下部 1/3 の位置にあるのを確認する（下図）.

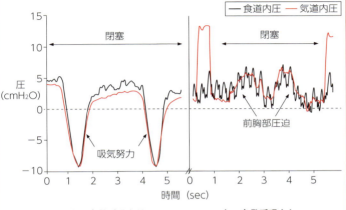

左：自発呼吸あり　　　　　右：自発呼吸なし

挿管チューブや呼吸器回路を閉塞させて行う．自発呼吸がある場合は，吸気努力による陰圧の変化が，食道内圧と気道内圧に同様に検出されれば，正しく食道内圧が胸腔内圧を反映している．自発呼吸がない場合は，前胸部を圧迫し，その変化が食道内圧と気道内圧に同様に検出されれば，正しく食道内圧が胸腔内圧を反映している[1]．

3 経肺圧測定の意義

- 1 回換気量 300 mL を得るために必要な気道内圧の吸気圧（P_{plt}−PEEP または ΔP）が 15 cmH$_2$O であった場合，それは「肺と胸郭という 1 つの塊を 300 mL 拡げるのに必要な圧は 15 cmH$_2$O である」ということを意味している.
- 食道内圧測定の重要な意義の 1 つは，気道内圧を「肺を拡げるのに必要な圧」と「胸郭を拡げるのに必要な圧」に分解して観察できることである.
- **経肺圧は肺を拡げるのに必要な圧である.**
- 経肺圧がマイナスであるということは胸腔内圧のほうが気道内圧よりも高いことを意味しており，肺の外側からの圧迫により無気肺を起こしている可能性が高い.

- 経肺圧が高いということは肺が強い圧で引き伸ばされていることを意味する.
- **胸腔内圧(≒食道内圧)は胸郭を拡げるのに必要な圧である.**
- 胸腔内圧が高く,経肺圧が高くない場合,高い気道内圧は胸腔を拡げるために使われており,肺自体を引き伸ばす圧は高くないことを意味している.
- 食道内圧測定のもう1つの意義として,気道内圧からは予想できない,肺を外側から引き伸ばす力(患者の吸気努力)を測定できることである.
- たとえ気道内圧が 30 cmH$_2$O であったとしても,患者が吸気努力で肺を外側から 20 cmH$_2$O の力で引っ張っていた場合(食道内圧は −20 cmH$_2$O となる),肺は 50 cmH$_2$O の力で引き伸ばされていることになる.

4 食道内圧モニタリングが有用になりうる場面

1) 胸腔コンプライアンスの低下および胸腔内圧の上昇を評価し,最低限必要な PEEP と,許容できる気道内圧の上限値を知る.

症例1:
- 50 歳男性.重症急性膵炎の診断にて入院.尿量保てず,輸液負荷を続けていたところ,腹部膨満が進行し腹腔内圧 20 mmHg となり,腹部コンパートメント症候群となった.
- 頻呼吸,酸素化不良にて挿管,人工呼吸管理開始.自発呼吸なし.AC/PC F$_I$O$_2$ 100%, Pi 22 cmH$_2$O, PEEP 8 cmH$_2$O, f 23/min の設定で開始したが,SpO$_2$ 90%, 1 回換気量 200 mL しか入らない.

解説
- 気道内圧から求められる呼吸器系のコンプライアンス($C_{rs} = V_T / \Delta P_{aw}$)の構成成分は,肺コンプライアンス($C_L$)と胸郭コンプライアンス($C_{CW}$)である(☞ **12 章**, p116).
- 本症例のような,大量輸液や腹水による腹腔内圧の上昇などによって,**胸郭コンプライアンスが低下**する.
- 食道内圧(≒胸腔内圧)を測定することにより,肺コンプライアンスと胸郭コンプライアンスを分けて評価できる.
- $C_{CW} = V_T / \Delta P_{es}$(吸気時の食道内圧と呼気時の食道内圧の差)

- $C_L = V_T / \Delta P_L$(吸気時の経肺圧と呼気時の経肺圧の差)

本症例で，食道内圧モニタリングを開始した．
・吸気時の食道内圧 20 cmH$_2$O，呼気時の食道内圧 13 cmH$_2$O，Δ食道内圧＝7 cmH$_2$O であった．
・呼気時の経肺圧 −5 cmH$_2$O（8−13），吸気時の経肺圧 10 cmH$_2$O（30−20）であり，Δ経肺圧＝15 cmH$_2$O である．
・したがって，胸郭コンプライアンス＝200/7＝28 mL/cmH$_2$O，肺コンプライアンス＝200/15＝13 mL/cmH$_2$O となり，**肺コンプライアンスだけでなく，胸郭コンプライアンスも低下していることがわかる．**

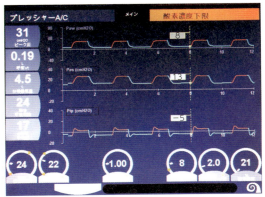

（グラフィックは，上段：気道内圧，中段：食道内圧，下段：経肺圧）

食道内圧モニタリングからわかったことのまとめ：
・呼気終末の経肺圧はマイナス
　→胸腔内圧が気道内圧よりも高く，肺が虚脱している可能性が高い
・肺と胸郭をひとかたまりとして考えた呼吸器系を 200 mL 拡げるために必要な ΔP の内訳は以下のとおり
　①肺を拡げるために必要な ΔP は 15 cmH$_2$O
　②胸郭を拡げるために必要な ΔP は 7 cmH$_2$O
　→肺だけではなく，胸郭のコンプライアンスも低下しており，高い圧の 1/3 は肺ではなく胸郭にかかっているため，1

回換気量を増加させるためにさらに気道内圧の P_{plt} や ΔP を上げても安全かもしれない（$P_{plt} < 30$ cm にこだわらなくてもよいかもしれない）

方針：
- 本症例では呼気時に肺胞が虚脱していることが考えられたため，呼気時の経肺圧を 0 cmH$_2$O 以上にするため PEEP を 15 cmH$_2$O とした時点で 1 回換気量が増加したため，吸気圧は変更しないこととした．PEEP を 15 cmH$_2$O にしたことで P_{plt} は 37 cmH$_2$O になったが，吸気時の経肺圧は 17 cmH$_2$O 前後であったため，肺にかかっている圧は大きくないと判断し，高い P_{plt} を許容する方針とした．

2) ARDS 患者において自発呼吸が強い場合に，吸気時の経肺圧を評価し，筋弛緩薬使用の有無を検討する

症例 2
- 72 歳男性（理想体重 60 kg）．肺炎による ARDS にて挿管・人工呼吸管理がされている．著明な努力様呼吸があり，鎮静薬を増量しても吸気努力は強いままである．
- AC/PC F$_I$O$_2$ 80%, Pi 5 cmH$_2$O, PEEP 15 cmH$_2$O の設定で，SpO$_2$ 92%, 1 回換気量 500 mL, 呼吸数 28 回/分（自発呼吸あり）である．

解説
- ARDS 患者において上記の場面はよく目にする．つまり，1 回換気量を 6 mL/kgPBW 以下に制限したいが，自発呼吸が強く鎮静薬を増量してもどうしてもコントロールができない．吸気圧そのものは 20 cmH$_2$O と，低く抑えられてはいるが，筋弛緩薬の使用は考慮すべきだろうか．
- 自発呼吸が強いということは，患者が胸腔内圧を陰圧にしていることを意味しており，図 19-3 のように吸気時に食道内圧が下向きに振れる．
- 経肺圧は気道内圧と胸腔内圧の差であるため，**胸腔内圧が陰圧の場合は（患者の吸気努力がある場合）吸気時の経肺圧は気道内圧よりも高くなる**．
- ARDS モデルの動物実験において自発呼吸が強いと肺傷害が強

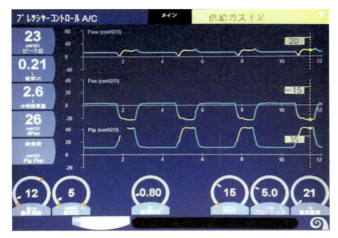

図19-3 強い自発呼吸のある患者の食道内圧モニタリング
(グラフィックは,上段:気道内圧,中段:食道内圧,下段:経肺圧)

く発生し[3],それは重症ARDSのほうがより顕著である[4]ことが示されている.

- 特に重症ARDSにおいては自発呼吸の吸気早期に,背側の傷害肺へ空気が多く流れ,その後腹側へ動くという振り子のような動きをすることがわかっており(pendelluft現象)[5],背側の傷害肺には食道内圧で測定しているよりも高いストレスがかかっている可能性がある.
- これまでの研究から自発呼吸による経肺圧の上昇が肺傷害を引き起こしていると考えられているが,自発呼吸下での吸気時の最大経肺圧やΔ経肺圧の安全域は不明である.また自発呼吸下でフローがゼロになっていない状態で測定されたΔ経肺圧は肺胞内圧だけではなく気道を通過するための圧も反映されているため,必ずしも肺胞にとってのストレスではない.
- 重症ARDS(P/F<150)においては,48時間の筋弛緩薬使用によって死亡率改善が示されたという結果より[6],重症ARDS患者の自発呼吸が強い場合は経肺圧の高値を危惧して,筋弛緩薬による自発呼吸の制御を考慮してもよいかもしれない.

表 19-1 食道内圧を用いた PEEP の決定法 [8]

F_IO_2	0.4	0.5	0.5	0.6	0.6	0.7	0.7	0.8	0.8	0.9	0.9	1.0
P_{lexp}	0	0	2	2	4	4	6	6	8	8	10	10

> **本症例で,食道内圧モニタリングを開始した.**
> ・呼気時の食道内圧が $0\,cmH_2O$,吸気時の食道内圧が $-20\,cmH_2O$ であった.よって,呼気時の経肺圧が $15\,cmH_2O$ (15-0),吸気時の経肺圧が $35\,cmH_2O\,[20-(-15)]$,Δ経肺圧が $20\,cmH_2O$ であることがわかった.
> **食道内圧モニタリングからわかったことのまとめ:**
> ・吸気時の胸腔内圧は顕著な陰性
> →経肺圧の絶対値と換気を得るためのΔ経肺圧が高く,肺障害が危惧される
> **方針:**
> ・強い自発呼吸に伴う,吸気時経肺圧の絶対値およびΔ経肺圧 (driving pressure) の上昇を認めたため,筋弛緩薬の使用を開始した.

3) ARDS において PEEP を決める指標とする

- 症例1 (☞ p192) のように明らかな胸腔内圧上昇,胸腔コンプライアンス低下の原因がなかったとしても,胸腔内圧には個人差が大きいため,ARDS の患者の PEEP を設定するために食道内圧および経肺圧を測定することで PEEP を設定する試みがされている[7].
- この研究では,呼気終末の経肺圧が $0 \sim 10\,cmH_2O$(酸素化が悪ければ悪いほど高くする),かつ吸気終末の経肺圧が $25\,cmH_2O$ 以下になるように PEEP を設定する方法(表 19-1)をとっている.この手法を行った群では,酸素化とコンプライアンスが改善したと報告されている.

4) 患者-呼吸器の非同調を検出する

- 食道内圧波形は,吸気努力の開始と終了,その強さがわかるため,ミストリガー,オートトリガー,トリガー遅れなどの非同調を検出しやすくなる.
- 単純化すると,食道内圧波形が下に振れていれば吸気努力をしていると考えてよい.
- 図 19-4 に食道内圧測定により検出される代表的な非同調波形を

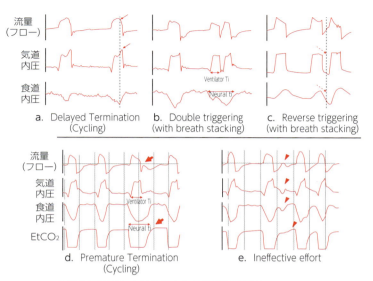

図19-4 食道内圧波形により検出される非同調波形[2)]

a. Delayed Termination (Cycling)：食道内圧波形で患者の吸気が終了しているのにもかかわらず，人工呼吸器の送気が終了していない

b. Double triggering：食道内圧波形で患者の吸気努力が設定された送気時間よりも長いため，人工呼吸器が1度目の送気終了後に再度トリガーして送気している

c. Reverse triggering：人工呼吸器の送気により横隔膜が刺激され収縮する．それにより生じた陰圧をトリガーするもの（自発呼吸努力ではない）．

d. Premature Termination (Cycling)：食道内圧波形で患者の吸気が終了していないにもかかわらず，人工呼吸器の送気が終了してしまっている

e. Ineffective effort：食道内圧波形で下向きに凸で示される患者の吸気努力があるが，トリガーされていない（ミストリガー）

示す．

5) 呼吸仕事を測定する

- 食道内圧を測定することで，患者の呼吸仕事を計算できる．
- 呼吸に要する仕事量（WOB：work of breathing）は，呼吸筋の収縮による圧の変化と容量の変化により計算される．

$$\mathrm{WOB} = \int P_{mus} \cdot dV$$

- 非挿管状態での安静時の呼吸仕事量は,1回の呼吸あたり0.5 J/L前後とされている[8].
- AVEA®と食道内圧バルーンを用いることで,P_{mus}を測定し,患者の呼吸仕事量(WOB_p)を自動計算で表示できる(事前に胸郭コンプライアンスを測定し入力する必要がある).
- 呼吸仕事量は一般的には普及していないが,測定する意味があるとすれば以下の3つである[9].
  ① 呼吸仕事量を適正化することで,心負荷増大やエネルギー消費増大を回避する
  ② 呼吸仕事量を適正化することで,横隔膜の筋萎縮や筋傷害を防止する
  ③ 呼吸仕事量を評価することで,人工呼吸器からの離脱の指標となる
- 呼吸仕事を表す指標としての呼吸仕事量は,換気が行われている部分のみの呼吸努力を測定しているため,ミストリガーなど,空気は動いていないが患者が努力している部分の呼吸仕事を反映できていないことに注意が必要である.
- 次の式で表される pressure-time-product(PTP)と呼ばれる指標は吸気時のP_{mus}を時間で積分したものであり,換気が伴わない患者の呼吸仕事も反映するため,WOBよりも正確に呼吸仕事を反映している.

$$\mathrm{PTP} = \int P_{mus} \cdot dt$$

● 参考文献
1) Akoumianaki E, et al:Am J Respir Crit Care Med. 2014 Mar;189(5):520-531(PMID:24467647)
2) Mojoli F, et al:Minerva Anestesiol. 2015 Aug;81(8):855-864(PMID:25634481)
3) Yoshida T, et al:Crit Care Med. 2012 May;40(5):1578-1585(PMID:22430241)
4) Yoshida T, et al:Crit Care Med. 2013 Feb;41(2):536-545(PMID:23263584)
5) Yoshida T, et al:Am J Respir Crit Care Med. 2013 Dec;188(12):1420-1427

(PMID：24199628)
6) Papazian L, et al：N Engl J Med. 2010 Sep；363(12)：1107-1116(PMID：20843245)
7) Talmor D, et al：N Engl J Med. 2008 Nov；359(20)：2095-2104(PMID：19001507)
8) Ballantine TV, et al：Ann Surg. 1970 Apr；171(4)：590-594(PMID：5436126)
9) Mauri T, et al：Intensive Care Med. 2016 Sep；42(9)：1360-1373(PMID：27334266)

(片岡　惇)

索引

欧文

1回換気量　60
1回換気量増加　169
1回換気量低下　168
2％キシロカイン®　48

A

A/C, モード　69
A/C-PCV の初期設定例　71
A/C-VCV の初期設定例　70
ABC プランニング　42
ABCDE バンドル　137
alarm-fatigue　163
anatomical shunt　96
APRV, モード　79
ARDS　149
　── の人工呼吸器管理　150
Asynchrony index　177
ATC, モード　78
Auto PEEP　61, 123
AVEA®　10, 188

B

Back up plan, 挿管　44
Berlin definition　149
BiLevel　81
bilevel PPV　33
Bi-Vent　81
BPS（Behavioral pain scale）　129

BURP 法　53

C

Call for help, 挿管　45
capillary shunt　96
Closed loop system　81
COCI　45
COPD 急性増悪　156
　──, NIV　33
　──, 人工呼吸器初期設定例　157
CPAP　32, 72
CPAP＋PS
　── の標準設定例　73
CPOT（Critical-Care Pain Observation Tool）　129
CPOT-J　131
CPP　160

D・E

Daily SBT　139
"DOPE"　167
EC 法, 換気　50
ECMO　154
ELM　53
EPAP　32
$EtCO_2$ モニター　113
EVITA® Infinity® V500　6

F

F_IO_2 58, 102
　―― に対して PEEP が高めに設定　59, 103, 151
　―― に対して PEEP が低めに設定　59, 103, 151

H

Hamilton G5　8
HFNC　38
High Flow Therapy System　38
high V/Q　94
"HOP"　43

I

ICDSC　136
ICP　160
ICU 関連筋力低下　175
ICU におけるせん妄　137
ICU-AW　175
IPAP　32

L

"LEMON"　43
LIP　104
Low tidal strategy　150
low V/Q　94

M

MDI　158
"MOANS"　42
MOVES　18

N

NIV　29, 156
　―― による人工呼吸の適応例　19
　―― の禁忌　30, 32
　―― の適応　29
NRS(Numerical Rating Scale)　129

O

Optiflow™　38
Oxylog® 3000 Plus　14

P

PCV　66
　―― と VCV の比較　68
PCV モード　33
PEEP　58, 102
　―― の生理学的作用　101
PEEP 効果，ハイフローネーザルカニュラの　40
permissive hypercapnia　115
pMDI 投与方法　157
PRIS　134
PRVC
　――，モード　75
　―― の設定例　77
PSV　68
PSV 以外の自発呼吸モード　78
Puritan Bennett™ 840　2
Puritan Bennett™ 980　4

R

RASS　132
RSBI　141
RSI　57

S

S/T モード　33
SABA　159
SAS　132
SBT 失敗の基準　142
Servo i　12
SIMV
　——，モード　71
　—— での呼吸パターン　72
SmartCath®　188
SmartCathG®　188
"SOAPMD"　45
Stress index　105

T

TC，モード　78
time constant　125

U・V・W

UIP　104
V/Q ミスマッチ　94, 95
VALI　172
VAP　173
VAP バンドル　174
VAPS モード　33
VAS（Visual Analogue Scale）　129
VAT　174
VCV　64
　—— と PCV の比較　68
VIDD　174
VS，モード　79
WOB　197

和文

あ

アヴェア　10
アシストコントロール，モード　69
圧トリガー　62
圧補助　68
圧-容量曲線を用いる方法　104
アラーム　163
　—— の設定方法　163
アラーム対応の原則　164

い

イソゾール®　48
痛みの管理　129
著しい低酸素血症への緊急対応　168

う・え

ウィーニング　139
エスラックス®　48
エビータインフィニティ V500　6
エフェドリン　49
エラスポール®　155

お

オートトリガー　62
　——，非同調　180
オキシアーム®　22
オキシマスク®　22
オピオイド　129

か

拡散障害　96

片手法, 換気 50
カプノメーター 113
カフリークテスト 145
　── の実施方法 145
簡易酸素マスク 22
換気
　── に関連する設定 60, 115
　── の評価と設定 110
　── のメカニズム 110
換気回数低下 171
患者-人工呼吸器間の非同調 177
患者トリガー 62

き

気管支拡張薬 159
気管支喘息重積発作 159
　──, 人工呼吸器初期設定例 159
気管切開
　── の合併症 147
　── の利点 146
気管挿管
　── による人工呼吸の適応例 19
　── の適応 18
気道抵抗 116
気道内圧上昇アラーム 167
気道内圧低下アラーム 167
気道の細さ 116
基本モード 64
急性うっ血性心不全患者における人工呼吸器初期設定例 155
急性呼吸窮迫症候群 149
急性呼吸不全, HFNC 41
胸郭コンプライアンス 118
強制換気 69

偽陽性アラーム 163
筋弛緩薬 152

く・け

矩形波 65
経肺圧測定の意義 191
経肺圧と生理学的背景 187
血液ガスの $PaCO_2$ 60
ケタミン 47, 48
ケタラール® 48

こ

高流量システム 24
　──, 酸素投与法 21
高流量鼻カニュラ 38
喉頭浮腫のリスク 145
呼気圧 32
呼吸回数 60
呼吸回数増加 170
呼吸器離脱 139
呼吸に要する仕事量 197
混合血酸素飽和度減少 97
コンプライアンス 116

さ

サーボi 12
サギング 66
　──, 非同調 184
酸素化
　── に関連する設定 58
　── の評価と設定 94
　── の目標 101
酸素投与法 21
酸素療法 21

し

時間トリガー　63
自発呼吸トライアル　139
自発呼吸モード　72
持続気道陽圧　32
シベレスタット　155
時定数　125
シャント　95
集中治療室におけるせん妄　137
従圧式，送気方法　66
従量式，送気方法　64
上気道の問題　144
食道内圧波形，非同調　178
食道内圧バルーン　188
食道内圧モニタリング　187
食道内圧を用いて設定　106
神経筋疾患　161
心原性肺水腫，NIV　34
人工呼吸管理中の鎮痛・鎮静　128
人工呼吸器
　—— からの離脱　139
　—— のグラフィック，非同調　177
　—— の操作方法　2
人工呼吸器関連肺炎　173
人工呼吸器関連肺傷害　172
人工呼吸器誘発性横隔膜機能不全　174
人工呼吸の適応　18
身体所見，非同調　177
心不全　155

す

スキサメトニウム　48

ステロイド　154
スニッフィングポジション　49

せ

設定の基本知識　58
漸減波　65
前酸素化，挿管　46
前投薬と薬剤，挿管　46
せん妄　134
　——，ICU における　137

そ

挿管　51
　—— に必要な器具　45
　—— の適応　18
　—— の方法　42
早期終了，非同調　184
送気終了のタイミングによる非同調　184
送気速度による非同調　184
送気方法　64
操作方法，人工呼吸器の　2

た

ターミネーションクライテリア　68
体位
　——，気道確保　49
　——，喉頭展開　49
体外式膜型人工肺　154
立ち上がり時間　74

ち

チアミラール　48
チオペンタール　48
チトゾール®　48

鎮静深度の評価　132
鎮静薬の使用方法　132
鎮痛・鎮静，人工呼吸管理中の
　　　　128

て

低酸素血症
　——の鑑別表　97
　——のメカニズム　94
ディプリバン®　48
低流量システム　22, 23
　——，酸素投与法　21
デクスメデトミジン　134

と

頭蓋内圧上昇　160
頭蓋内圧上昇患者における人工
　呼吸器初期設定例　160
疼痛の評価方法　128
トラブルシューティング　163
トリガー
　——の設定　62
　——による非同調　178
トリガー遅延，非同調　179
ドルミカム®　48

に

二層性陽圧換気　32
二段トリガー，非同調　181

ね

ネオシネジン®　49
ネブライザー付き酸素吸入器
　　　　24

の

脳灌流圧　160
ノルアドレナリン　49

は

肺コンプライアンス　118
ハイドロコーチゾン　154
肺の柔らかさ　116
ハイフローネーザルカニュラ
　　　　24, 38
肺胞低換気　96
抜管後
　——の管理　144
　——の再挿管予防，HFNC　41
抜管失敗のリスク因子　144
抜管の手順　143
バックアップ換気の初期設定
　　　　164
鼻カニュラ　22, 38
ハミルトン G5　8
パラパック　16
パルスオキシメーター　27

ひ

非オピオイド性鎮痛薬　129
非侵襲的換気療法　29
非同調　177
　——の分類　178
ピューリタンベネット 840　2
ピューリタンベネット 980　4

ふ

フェニレフリン　49
フェンタニル　48, 129, 130
腹臥位療法　153
プラトー圧　61, 118

プレシジョンフロー®　38
フロートリガー　62
プロポフォール　48, 134
プロポフォール注入症候群
　　　　　　　　　　　134
分時換気量　60
　── の異常　167

へ
ベクロニウム　48
ヘルメット型マスク　36
ベンチュリー効果　25
ベンチュリーマスク　24

ほ
母指球筋法　50
補助換気　69

ま・み
マスキュラックス®　48
ミストリガー　62
　──, 非同調　178
ミダゾラム　48, 132

む・め・も
無呼吸　171
メチルプレドニゾロン　154
モード　69
　──, NIV　32
モルヒネ　129, 131

ゆ
輸液の制限　152

ら・り・ろ
ラボナール®　48
リクルートメントマニューバー
　　　　　　　　106, 152
リザーバーシステム　23
　──, 酸素投与法　21
リザーバー付き酸素マスク　23
離脱のプロセス　140
リドカイン　48
リバーストリガー, 非同調　182
流量の設定の仕方　66
ロクロニウム　48